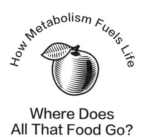

How Metabolism Fuels Life

Where Does
All That Food Go?

食物的归途
新陈代谢如何为生命"加油"

【巴西】艾丽西亚·科瓦尔托夫斯基（Alicia Kowaltowski）
【巴西】费尔南多·阿卜杜勒卡达尔（Fernando Abdulkader） 著

阮俊斌　戴融融　译

上海交通大学出版社
SHANGHAI JIAO TONG UNIVERSITY PRESS

上海市版权局著作权合同登记号 图字：09-2023-471

First published in English under the title

Where Does All That Food Go?: How Metabolism Fuels Life

by Alicia Kowaltowski and Fernando Abdulkader, edition: 1

Copyright © Springer Nature Switzerland AG, 2020

This edition has been translated and published under licence from

Springer Nature Switzerland AG.

Springer Nature Switzerland AG takes no responsibility and shall not be made liable for the

accuracy of the translation.

图书在版编目（CIP）数据

食物的归途：新陈代谢如何为生命"加油"/

（巴西）艾丽西亚·科瓦尔托夫斯基

（Alicia Kowaltowski），（巴西）费尔南多·阿卜杜勒卡

达尔（Fernando Abdulkader）著；阮俊斌，戴融融主译.

上海：上海交通大学出版社，2024.10—ISBN 978-7-313-

31390-4

Ⅰ.R333.6-49

中国国家版本馆 CIP 数据核字第 2024UD5550 号

食物的归途——新陈代谢如何为生命"加油"

SHIWU DE GUITU —— XINCHENDAIXIE RUHE WEI SHENGMING "JIAYOU"

著　者：[巴西]艾丽西亚·科瓦尔托夫斯基		译　者：阮俊斌　戴融融		
[巴西]费尔南多·阿卜杜勒卡达尔				
出版发行：上海交通大学出版社		地　址：上海市番禺路 951 号		
邮政编码：200030		电　话：021-64071208		
印　制：上海新艺印刷有限公司		经　销：全国新华书店		
开　本：710mm×1000mm　1/16		印　张：12.25		
字　数：152 千字				
版　次：2024 年 10 月第 1 版		印　次：2024 年 10 月第 1 次印刷		
书　号：ISBN 978-7-313-31390-4				
定　价：68.00 元				

版权所有　侵权必究

告读者：如发现本书有印装质量问题请与印刷厂质量科联系

联系电话：021-33854186

你有没有想过，一个高高瘦瘦的青少年吃了那么多食物，这些食物都去哪儿了？

你有没有疑惑过，为什么你对那些"垃圾食品"情有独钟？

你有没有被各种自相矛盾的健康饮食信息困扰，搞得不知所措？

了解基本的新陈代谢原理及其运作方式，将帮助你更好地回答这些问题，也让你能从众多饮食信息中找到科学、正确的答案。

写这本书的目的是帮助你弄清楚新陈代谢的概念、运作和调节方式，我们的身体消化食物和吸收营养物质的原理，以及这些过程的重要性。新陈代谢其实是一个非常有趣的话题，涉及生命的基本原理。希望这本书能让你全面了解这些基础知识。

不过，我们要提醒你，这本书并非教你如何减肥或者追求理想身材，你也别指望有一种万能药式的饮食能让你拥有健康身体，享受完美人生。事实清楚地表明，这种饮食建议根本就是无稽之谈。我们希望通过这本书让你了解一些基本事实，帮助你在各种看似神奇的建议中，分辨哪些是值得倾听的新信息，哪些是不切实际的美好幻想。

新的饮食、营养和健康信息总是不断涌现出来，让人觉得疑惑重重。这些信息有时候跟过去被认为正确的信息不太一样。很多人觉得这是因为科学家不靠谱造成的，其实，科学信息的变化正是科学进步的一部分。科学并不死板（或至少不该是教条的），而应随着新信息的积累，处于不断演进过程中。

全球每天有成千上万的科研人员不断更新我们对新陈代谢的理解，完善我们的知识库。比起只追求当下的具体信息，理解如何区分真正的科学或只是炒作的基本知识，这一点显得更为重要。

科学信息的传播方式有时让人感到困扰，它主要通过专业的科学书籍传递。这些文献对非专业人士来说，读起来像"天书"，因为它们使用了很多专业术语。这似乎在故意将宝贵的知识保留在专家及科学家的范围内。但实际上，科学论文能够帮助科学家们精确而简明地表达他们的观点。写这本书时，我们的目标是将这些概念"翻译"成更为通俗易懂的文字，使之更容易让更多的人理解。

诚然，当前的科学知识已经变得非常深奥，谁也不能完全掌握所有正在研究和发现的内容。通常情况下，新的科学发现通过科学新闻稿传达给更广大的公众。这些稿件会大大简化科学家们最初的研究成果。尽管各种媒体会不停地播送这些新闻，但在大多情况下，这些媒体更关注的是抓眼球的标题，而不是真正的科学信息。这些现象导致科学家们经常感到困惑，甚至有时候，当他们看到媒体报道自己的研究时，都认不出来是自己的成果！

媒体"歪曲"科学事实，这个问题很普遍，目前还没有简单的解决办法。当然这种情况不仅局限于科学领域，还涉及人类活动的方方面面。我们的建议是，忽略任何夸大或故弄玄虚的说法，关注新的证据，但在听到更新的消息之前，不要轻易应用于自己的生活中。只有通过自我教育提升科学素养，这样你才能识别出可疑的观点，选择相信权威机构的信息。重中之重，就是要"保持适度"。生活不仅仅是为了尽可能保持健康，兴趣爱好也非常重要。毕竟，享受生活有一个美妙的连带效应，那就是让你变得更加健康！

你得先了解新陈代谢的过程、含义及其运作方式，之后希望你能深刻体会到这一过程引人入胜的原因。我们向你保证，作为研究方向之一，这相当有益。本书的作者花了几十年时间研究新陈代谢，这一过程至今仍让我们惊叹不已。在我们的身体内，时时刻刻都在进行着成千上万种分子的转化（即新陈代谢）。在这个过程中，我们在构建新的分子，分解其他分子，与周围的世界交换物质。可见，新陈代谢并不只是你过度进食时体重增加的唯一原因，它是生命中非常核心的过程，是对生命存在的本质的定义。

艾丽西亚·科瓦尔托夫斯基
费尔南多·阿卜杜勒卡达尔
于巴西圣保罗

目　录

食物的归途
——
新陈代谢如何为生命「加油」

第 1 章

什么是新陈代谢

新陈代谢常常名声不佳，被认为是导致人们肥胖或者节食的重要原因。然而，新陈代谢对于维持我们的生命至关重要，因为它定义了生命本身。

什么是新陈代谢？它在字典中的定义是：为了维持生命而在生物体内发生的化学反应的组合。尽管我们可能觉得惊讶，但是化学反应一直在我们体内发生。这没有什么可怕的。事实上，化学物质是另一个名声不好的词，绝对不值得拥有它。化学物质构成了人类吃喝用度和呼吸的所有物质，包括人类在内的生物体都是由各种类型、形状、大小和功能的化学分子组成的。这些分子构成了我们的细胞、组织和器官，同时也在我们的细胞、组织和器官中发挥着作用。随着时间的推移，分子不会静止不动，而是在持续的新陈代谢过程中转变为其他分子。毋庸置疑，你的身体内正在发生着数以万计的不同类型的化学反应。根据定义，所有生物必须能够随环境变化改变其内部分子。因此，一切生物体都有新陈代谢。我们活着的人和死去的人（如埃及木乃伊）之间的区别在于，我们有活跃的新陈代谢，且不断地改变我们的分子，而木乃伊在很久以前就停止了新陈代谢，因为它们已经死亡。

我们通过化学反应不断地改变我们的分子，这并不稀奇。毕竟，我们大多数人都吃相当多的"东西"。但是，这些"东西"的外观、原有的行为或功能与我们相差甚远。除非我们吃下去的食物在我们体内神秘消失，否则这就意味着我们以某种方式改变了它们的分子结构。你可以一生安全地吃玉米，而不会有任何变成大玉米棒子的风险。相反，你会代谢玉米中的分子，要么将它们用作能量来源，要么将它们转化为人体分子。其实，我们都知道，虽然适量食用玉米没有什么问题，但食用过量就会在体内积累脂肪分子，这些分子的化学性质与玉米（淀粉）中存在的主要分子不同，我们稍后会作详细介绍。

* * *

长久以来，人们一直痴迷于研究新陈代谢。希波克拉底（约公元前460—前370年）无疑是历史上最杰出的医生之一。他认识到适度营养和锻炼对于维持健康的重要性（至少早期传记作家是这样认为的，不幸的是，他们在几个世纪后才写到他的故事）。那时，希波克拉底无法深层次理解饮食、运动和营养之间的关系。在那个时代，考虑身体功能的自然变化是导致疾病的原因，而不是拿迷信或宗教神灵来说事就已经是非常超前的思想了。

大约2 000年后，桑托里奥·桑克特留斯（Santorio Sanctorius，1561—1636年）进行的实验使他成为研究代谢的创始人。[①]他首先在自己身上进行实验，称量自己摄入的所有食物和液体，以及排出的所有尿液和粪便，他困惑地发现他摄入部分的重量似乎消失了。他排出东西的重量永远不会等于他摄入东西的重量。之后，他采取了极端的措施来理解这种现象，他开发了称量汗液的方法（试图找到丢失的体重，但没有成功），创建了一个连接到秤的可移动平台，即人可以在这种秤

---

① Eknoyan G. Santorio Sanctorius（1561—1636）—foundingfatherof metabolic balance studies［J］. Am J Nephrol, 1999(19)：226‐233.

上待上较长的时间，同时跟踪人在秤上的体重变化。在写给同时代的伽利略·伽利雷（Galileo Galilei，1564—1642 年）的一封信中，他声称在 25 年内已经给超过 10 000 人使用了该装置。但是，不知何故，他排出的重量永远不会等于他摄入的重量。人们以"无形的消耗"的形式损失了部分摄入的物质，而他却无法测量这种消耗。

尽管桑托里奥进行了广泛的研究，但在科学史上，桑托里奥的研究还为时过早。安托万·拉瓦锡（Antoine Lavoisier，1743—1794 年）后来发现物质可以改变其形式，但不能改变其质量。这证实了摄入的食物和液体不会简单地消失。桑托里奥在解释"无形的消耗"时慢慢地理解了这一点。

当约翰·道尔顿（John Dalton，1766—1844 年）提出原子理论时，才开始对生命化学产生了基本理解。因为桑托里奥早在这些开创性的发现之前就已经开始了研究工作，所以他无法想象他所看到的重量差异是由于呼吸造成的原子损失造成的。我们呼吸时，呼出的空气中的二氧化碳含量比吸入的空气多约 100 倍（反过来，吸入的空气中的氧气含量更高）。他认为，这归因于"无形的消耗"的体重变化。这是由于呼出空气中二氧化碳分子中的碳原子造成的。毫不夸张地说，你减肥时，你是通过呼出碳来减脂。

路易斯·巴斯德（Louis Pasteur，1822—1895 年）是一位科学家。他一开始就鲜明地指出我们体内代谢食物的特定化学反应。他通过研究葡萄酒生产过程，[1][2] 向我们展示研究酿酒帮助我们了解自己的新陈代谢的方法。

---

[1] Schwartz M. The life and works of Louis Pasteur [J]. J Appl Microbiol, 2001(91): 597 - 601.

[2] Berche P. Louis Pasteur, from crystals of life to vaccination [J]. Clin Microbiol Infect, 2012(18): 1 - 6.

答案很简单。生产葡萄酒的微小的生物（微生物）——酿酒酵母，俗称面包师酵母，它们代谢糖的方式与人类几乎相同。巴斯德是第一个认识到正是这种肉眼看不见的微生物的生命活动才导致了葡萄汁发酵成葡萄酒的，他是认识这种化学转化的第一人。因此，巴斯德也是第一个研究新陈代谢促进化学转化的人。（应该注意到的是，酿酒酵母也参与在啤酒和面包的生产过程之中——它确实是一种非常有用的微生物！）

巴斯德证明了糖代谢的两个重要特征。首先，当存在空气时，酵母代谢的糖量要比没有空气时低得多。这是第一个表明有氧代谢（在空气中存在氧气的情况下发生）能够更有效地产生能量的迹象。因此，获得生长相同数量的酵母所需的能量（糖）更少。其次，他发现不同微生物发酵的最终产物可以是乳酸（如酸奶发酵），也可以是乙醇和二氧化碳（如葡萄酒、啤酒和面包发酵）。

今天我们知道，当缺氧时，我们体内的细胞会通过化学反应将糖发酵为乳酸，这与制作酸奶的微生物所产生的化学反应相同。而且，除了最后一个化学反应之外，发酵为乙醇和二氧化碳与发酵为乳酸的化学步骤是相同的。所有的生物体都以非常相似的方式来代谢糖。这并非巧合，而是进化的结果。客观地说，我们都是以这种方式代谢糖的生物体的后代，即我们都由同一种有机体进化而来。这种化学反应的途径至今仍在使用，它能有效地利用糖分子中的能量，帮助生物体茁壮成长。

在巴斯德发现糖代谢之后的几十年里，许多研究人员致力于了解发酵糖的转变过程。20 世纪初，人们对代谢途径的理解取得了显著进展。1905 年，科学家描述了脂质（脂肪）代谢的原理。1932 年，科学家描述了尿素循环（在蛋白质代谢中至关重要，后文将进一步阐述），这是人类认识的第一个循环代谢途径（具有环状构型）。1961 年，彼得·米切尔提出"化学渗透假说"，描述了最复杂的中心代谢机制，它不仅涉及化学转化，还涉及电化学梯度的能量存储（就像电池一样）。这一假设解释了营养物质氧化（通过我们呼吸的氧气）释放的能量如何在线粒体内转化为细胞发挥功能所需的能量的方式。我们稍后将讨论这个神奇的过程。

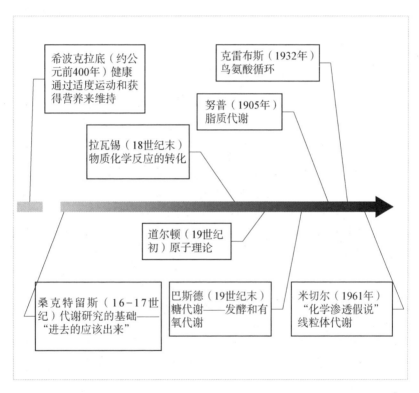

图1-1 时间轴：理解新陈代谢的标志

在发现主要的代谢途径后，研究的重点一直是更微观但重要的代谢途径。此外，科学家们现在专注于了解新陈代谢最复杂的方面：这些化学反应如何协同工作，疾病状态下如何影响新陈代谢，以及我们如何微调出错的代谢过程。

第2章

新陈代谢如何进行

今天我们积累了大量关于新陈代谢的知识。为了理解这些知识，我们构建了复杂的流程图。从下面的中心代谢反应图中可以看出其复杂性，但这也仅代表了我们今天所知道的知识只是冰山一角而已。

如图 2-1 所示，你可能会注意到显示的化学反应是相互关联的。因为一个化学反应的产物是下一个化学反应的反应物。这种分子的逐步修饰就是新陈代谢的工作原理。将初始分子转化为最终物质的串联反应便形成了我们所说的代谢途径。基于形成的路线，显示代谢反应组织方式的插图，就被称为代谢图，这再恰当不过了。

如果对比新陈代谢组织和运输系统组织，两者都以地图形式展现，新陈代谢结构与城市交通系统结构有许多相似之处。例如，在新陈代谢中，一些反应途径非常常用，许多分子一直通过这些反应进行处理。它们充当了"代谢高速公路"的角色，处理大量分子。"代谢高速公路"的一个例子是糖酵解途径，即处理所有糖和其他碳水化合物的途径。

另一方面，一些代谢途径不经常使用，且处理的分子数量较少，其功能类似于"小型道路"。尽管通行量较低，但这些途径对于它们处理的少数分子至关重要。例如，在一种被称为苯丙酮尿症的疾病中，代谢苯丙氨酸（一种氨基酸）的能力缺陷会导致无法加工含有该氨基酸的蛋白质（包括几乎所有的动物蛋白质）。婴儿在出生时会定期接受这种疾病的筛查，因为摄入母乳中的苯丙氨酸会对这些婴儿造成非常严重的脑损伤。当这些婴儿体内积累苯丙氨酸时，由于缺乏分解（代谢）的途径而无法分解（代谢）它们，导致苯丙氨酸及其酮酸在体内大量蓄积。事实证明，对代谢途径中这种缺陷的认识和检测能力，确保了全世界数十万儿童的大脑发育正常，否则他们将伴有严重的智力残疾。

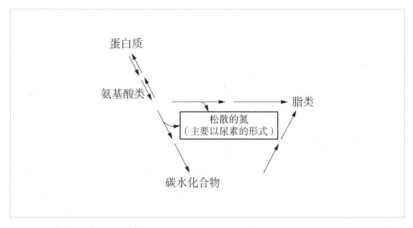

图 2-1　新陈代谢中主要营养素之间的相互转化示意图

注：碳水化合物和蛋白质都可以转化成脂肪。因为其他营养物质中缺乏氮，所以它们都不能转化为蛋白质。

　　新陈代谢和运输系统之间也有另一个相似之处。新陈代谢既有双向反应又有单向反应，其方式类似于双行道或单行道。这意味着新陈代谢中的一些化学反应可以双向发生（物质 A 可以转化为物质 B，物质 B 也可以转化为物质 A）。而在其他反应中，分子 A 可以产生分子 B，但是分子 A 不能由分子 B 产生——这些是分子单行道，或称为不可逆的代谢转化。

单向代谢途径之所以很重要，是因为它们解释了我们是如何处理分子的。例如，蛋白质可以在我们体内产生碳水化合物和脂肪。当你摄入过量蛋白质时，你的身体会将其中至少一部分蛋白质储存为脂肪。然而，人类既不能从储存的脂肪分子中产生蛋白质，也不能从他们食用的碳水化合物分子中产生蛋白质。原因在于脂肪和碳水化合物中缺乏对蛋白质结构至关重要的原子——氮。蛋白质可以变成脂肪或碳水化合物——只要它们摆脱氮。总之，这说明我们只能从其他蛋白质中获取蛋白质。这种方式也解释了如果饮食中缺乏足够的蛋白质，就会导致严重的健康问题。

再如，人类可以从碳水化合物中产生脂肪，但不能从脂肪中产生碳水化合物。人类的碳水化合物到脂肪的转化途径是单向的。有趣的是，许多微生物和植物可以做到我们做不到的事情：它们能将脂肪转化为碳水化合物，它们有一条我们没有的途径（乙醛酸循环途径）。

是的，你没有看错。蛋白质可以变成脂肪，但脂肪不能变成蛋白质。碳水化合物可以变成脂肪，但脂肪不能变成碳水化合物。也就是说，人类过量摄入的所有食物都可能被储存起来成为脂肪。可悲的现实是，我们在新陈代谢方面已经做好了充分的准备，可以通过储存脂肪分子来增加体重！

在我们对新陈代谢的描述中，我们需要简要介绍所有这些代谢化学反应（由我们之前在代谢图上的箭头所示）实际发生的机制。这些化学反应是由一组被称为酶的高度专业化的蛋白质进行协调的。它们几乎负责我们体内的每一个化学转化。酶是一种大分子，具有复杂的三维结构，既有用又非常漂亮，如图 2 - 2 所示，这是一些参与新陈代谢的酶的放大结构图。

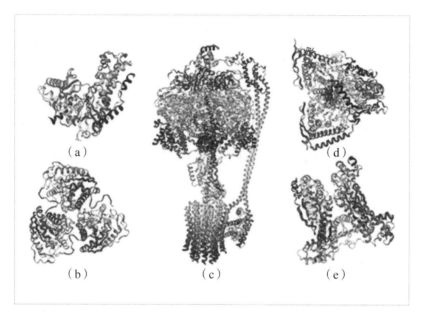

图 2-2　酶的结构

注：代谢酶有复杂的三维结构，可以创造促进（催化）化学反应的环境。图中显示了几个代谢酶结构的示例：己糖激酶（a）、磷酸果糖激酶（b）、ATP合酶（c）、丙酮酸脱氢酶（d）和精氨酸酶（e）。来源：蛋白质数据库。

酶不仅仅有美丽的结构，外表还有点像分子雕塑，它在其中创造了具有特定化学和物理特性的空间。这些空间为我们细胞中的化学物质提供了栖身之所，让它们能在静止状态下代谢，同时也可以促进化学反应的极大加速，即催化作用。在酶的环境中，化学变化可以更快地发生。当化学物质聚集在一起时，酶内部空间的特性就会催化这些变化的发生。

酶的作用类似于细胞啦啦队或媒人。它们将分子聚集在一起并鼓励它们发生改变。通过这种方式，它们使化学反应发生得更快。大多数酶可使反应速度加快 1 万至 100 万倍！就像媒人一样，酶可以将分子聚集在一起，大大加快反应的速度。这一点也非常重要。如果一开始酶不直接参与化学反应，那么酶就无法使化学反应发生。它们是媒人、啦啦队，但不是奇迹创造者。例如，普通食糖（蔗糖）可以被空气中的氧气氧化，变成水和二氧化碳，二氧化碳是一种气体，很容易飘到空气中。然而，这样的反应非常缓慢。你可以在食品储藏室中将糖放置多年，但不会注意到糖的重量有任何明显减少，因为糖分子反应后以气体的形式飘走了。当你食用这些糖时，你细胞内的酶极大地加速了这种化学上的反应（通过前面我们将看到的途径）。仅仅几分钟之内你就分解了糖并呼出由此产生的二氧化碳。而空气和水中的二氧化碳不能自发地产生糖。这种反应既不会自行发生，也不会在酶存在的情况下发生。

简而言之，我们体内发生的每一个化学反应都是由一种叫作酶的物质引导而发生的。它创造了一个适合该反应发生的环境。通过这种方式，酶本质上为我们提供了代谢途径并铺平了道路，才使得我们体内的分子能够反应得更快。

酶不仅是化学反应的效应器，更是代谢调节的效应器。想象一下，如果一座城市的交通完全自由，每辆车都认为可以自由行驶——那会多么混乱！就像城市有包括交通灯、限速雷达在内的控制交通的机制一样，新陈代谢也有通过其分子途径控制分子流动的系统。

在我们体内的每一个细胞内（这些细胞通过细胞膜与其他细胞分开，就像中世纪的城市被围墙包围一样形成封闭体系）。新陈代谢是由细胞自身的能量水平调节的。当我们谈论细胞内的能量水平时，我们基本上指的是一种被称为三磷酸腺苷（ATP）的特定分子的数量，ATP 是需要能量投入时被用作能量来源的主要分子。ATP 是一种小分子，具有 3 个磷酸基团（ATP 分子底部的黑色和白色结构，如图 2 - 3 所示）。断开最后一个磷酸基团会生成二磷酸腺苷（ADP）和游离磷酸分子，并释放能量，为细胞提供代谢过程中所需的能量。

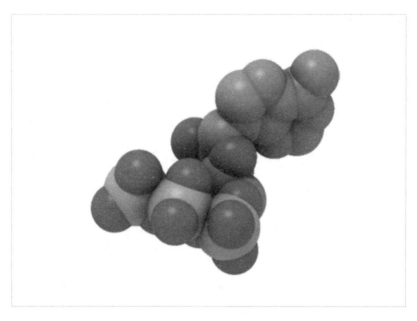

图2-3 ATP分子的空间结构

当然，这种能量不会像某种实体或闪电一样，突然流向需要使用它的某个位置或分子。ATP在新陈代谢中的美妙之处在于，生命已经发展到可以利用磷酸盐和ADP组合产生化学能。实际上，这种能量是通过使ATP中的磷酸盐与其他分子发生反应，将该化学基团转移给它们（使它们磷酸化）来使用的。这些新分子从磷酸盐接收到额外的能量，被激活（或磷酸化），随后可以轻松地摆脱这种磷酸盐，并利用它所提供的能量进行反应，这种反应以前是不可能进行的。

通过从ATP中去除磷酸盐而形成的ADP分子，随后再次与磷酸盐连接，重新形成ATP（细胞可以轻松使用的一种提供能量的化学物质），在代谢途径中从我们的食物和储存的能量来源（如脂肪）中获取能量。从本质上讲，ATP是细胞的能量货币：保存能量的代谢途径将这种能量转化为 ATP，而需要能量的途径则可以使用 ATP 中已经储存的能量。

当细胞消耗大量能量来执行某些任务，如生长、分裂、收缩（如肌肉细胞一样）或处理信息（就像大脑中的神经元一样）时，ATP 被分解并释放能量，为这些细胞提供"燃料"。结果是细胞内的 ATP 水平下降，ADP 水平上升，表明细胞可以使用的能量出现暂时短缺。

这种较低水平的 ATP 状态不会持续很长时间，因为这种低水平的 ATP 状态也会改变细胞的新陈代谢。确保我们生存的代谢途径的特征之一是它们可以进行调节，而 ATP 除了由新陈代谢产生外，其自身还是一种代谢调节器。代谢途径中的某些过程会释放能量（形成 ATP）。ATP 水平较高时，能量释放就会受到抑制。因此，当 ATP 水平由于细胞中的能量消耗活动而下降时，这些途径将不受抑制并被激活。结果，ATP 再次迅速产生，并恢复到理想水平。ADP 和其他在能量水平较低时积累的分子也有助于细胞的代谢调节。当它们的水平增加时，表明能量水平较低，它们会被激活并产生更多 ATP，直到恢复细胞能量水平达到理想状态。

能量水平代谢调节的结果是，健康细胞内的 ATP 不会长时间保持在低水平。由于容易使用的能量（反映为 ATP 水平）的增加和减少而激活和抑制了代谢通路，因此能量水平只在几分之一秒内上下波动。这维持了细胞利用能量实现必要功能的能力。它还确保在不需要补充 ATP 水平时，食物和储备分子中储存的能量不会被浪费。

此时，你可能会问自己，为什么细胞会储存富含能量的分子（如脂肪），而不是储存 ATP（最终由脂肪储存产生并用于需要能量的过程的分子）。原因是因为 ATP 虽然是一种优秀且简单的能量来源，但并不是储存这种能量的实用方法。甘油三酯，是我们储存的作为能量来源的主要脂肪分子，能够产生数百个 ATP 分子。它还可以被储存在细胞内，不让水进入其中，这既减少了存储所需的空间和重量，也减少了分子与其他分子发生不良反应和改变其结构并破坏其活性的概率。众所周知，不含水的脂质分子（如脂肪）可以被很好地保存：你可以将未冷藏的油在厨房中放置数月，而不会看到它们变质（改变其结构）。

那么，为什么不使用脂肪作为满足细胞需求的直接能源呢？为什么要将它们转化为 ATP 呢？虽然脂肪是极好的储存分子，但释放其中的化学能并不是一个容易的过程，这是一个需要进行多种化学反应和许多不同细胞参与的完整的代谢途径。相比之下，ATP 中的能量可以通过一组专门的酶一步释放，这些酶被恰如其分地称为激酶（源自希腊语"kinesis"，运动）。总的来说，将能量储存为大分子（如脂肪），然后将其转化为易于分解的小分子（如 ATP），对于细胞代谢组织来说效果最为理想。这就是为什么这种形式的能量管理被选择并保留在不同的生物群体中的原因。

事实上，ATP 是我们所知的生命分子，地球上的每一种生物都用它作为能量来源，地球上的每个生物都会合成它，而且在无法补充 ATP 时就会死亡。我们体内的 ATP 每天分解，重新合成数千次。ATP 的稳定性甚至定义了地球上生命的极限，即生物可以在水的沸点以上的温度下生存，但不能在 ATP 分子自发降解的温度下生存。生命需要 ATP，生命需要源源不断的 ATP 流入和 ATP 流出。

虽然 ATP 既是细胞活动过程的能量来源，也是细胞能量代谢的重要控制器，然而，像我们这样的多细胞生物（具有许多细胞的生物）必须有一个系统以协调的方式控制所有组织之间的能量代谢，而

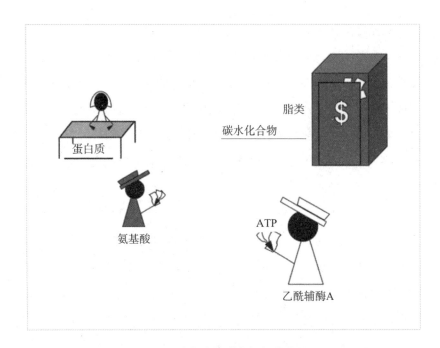

图 2-4　新陈代谢和银行类比图

注：此处将新陈代谢和银行之间的"货币"进行类比。和银行一样，新陈代谢也有一个"保险箱"用来储存能量。这就是糖原和脂肪。为了获取这些"保险箱"中存储的任何东西，你必须使用职员——其在新陈代谢中对应的角色是葡萄糖和乙酰辅酶 A（稍后会详细介绍）——以获取能量货币 ATP。我们还有一种代谢的"特殊信贷"形式，涉及"支付利息"——蛋白质。这些物质通过特殊的职员将能量进行转化以支持新陈代谢，这些物质被称为氨基酸。

不仅仅是在单个细胞中进行调控。同样，这类似于交通控制：在一个小城镇中，你所需要的只是几个交通信号灯；相反，在大城市中，你需要由中央控制室协调这些交通信号灯和交通检测系统。中央控制室可以调整每个交通信号灯和交通检测系统，解决影响不同区间的问题。

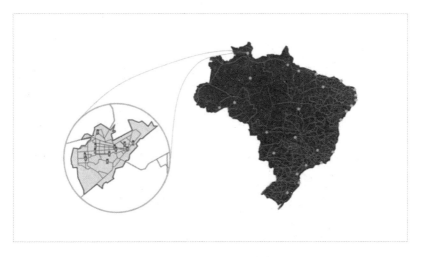

图 2-5 交通网络图

注：细胞和组织作为交通网络的组成部分。细胞可以被认为是城镇（其边界在左侧为黑色），化学能量能通过参与各种代谢途径的分子（灰色街道）在其中流动。这种流动由"红绿灯"控制，红绿灯是感知调节因子（尤其是ATP）水平的关键酶。

ATP控制着每个细胞的代谢过程，但它通常不会离开细胞，而是停留在产生它的单个细胞内。这意味着它无法作为协调不同细胞之间代谢的指标。我们有专门的分子来协调整个身体的代谢过程，同时作用于许多细胞。新陈代谢也会受到激素或化学信使的控制。这些激素或化学信使产生于身体的某个部位，在体内循环（通常在血液中），并改变体内工作的其他细胞的数量。

我们体内控制新陈代谢的激素有很多种，稍后我们会详细讨论这些激素。你以前可能至少听说过其中一种激素——胰岛素。胰岛素是由胰腺中的胰岛细胞产生的，胰腺是腹部内一长而扁平的器官。我们进食后，胰岛素会被释放到血液中，并向整个身体表明，它应该利用我们所吃食物中的营养物质来重新制造需要重建的物质（如分解的蛋白质），并为以后储备能量，可以增加肌肉蛋白质、糖原（碳水化合物的储存形式）和脂肪的产生。

那么，如果我们没有胰岛素，我们就不会发胖吗？事实上，1型糖尿病患者（通常是儿童和青少年）无法产生胰岛素，体重也会减轻很多；但这绝对不是一件好事，因为他们的血液中葡萄糖含量会升高到危险的水平。如果他们得不到所需的胰岛素，就会出现严重的健康问题，甚至死亡。相反，如果胰岛素分泌过多，他们的血糖水平可能会降低到危险的程度，导致健康问题（主要是大脑出现问题）和死亡。与许多其他激素一样，胰岛素是一种"恰到好处"的分子——过多或过少都不好。你需要适量的胰岛素，而健康人完全有能力维持这一数量。胰腺中释放这种激素的细胞是以受调节的方式来分泌的。

胰岛素是控制多细胞生物体能量代谢的核心分子，出现在许多细胞的早期进化阶段（考虑到单细胞生物体中的一些证据，可能甚至更早）。秀丽隐杆线虫有胰岛素，[1] 尽管它是一种非常小的扁平蠕虫，大约只有印刷纸上的句号那么大。它大约有 1 000 个细胞（与我们的 37 万亿个细胞相比，屈指可数[2]）。这种蠕虫不仅含有胰岛素，而且其作用方式与人类胰岛素相同，其可以帮助蠕虫储存能量分子以供以后使用。苍蝇分泌胰岛素，蜗牛、鱼、牛和猪也分泌胰岛素（早期就从这些动物中分离出的胰岛素来治疗糖尿病）。这恰恰表明，将新陈代谢整合到动物的整个身体中是至关重要的，而这是通过胰岛素等激素来完成的。

---

① Girard L R, Fiedler T J, Harris T W, et al. Wormbook: the online review of caenorhabditis elegans biology [J]. Nucleic Acids Res, 2007(35): D472 - 475.

② Bianconi E, Piovesan A, Facchin F, et al. An estimation of the number of cells in the human body [J]. Ann Hum Biol, 2013(40): 463 - 471.

* * *

我们已经了解了新陈代谢的基本原理，即我们体内由于大量的分子转化而产生的化学反应，以及它在体内是如何工作的。

现在，让我们看看我们吃下去的分子被新陈代谢转化时会发生什么。我们将跟随体内的每一种主要营养分子（碳水化合物、蛋白质和脂质），看看它们是如何进行代谢和转化的。

第 3 章

碳水化合物代谢

碳水化合物，也称为糖类或碳水，是一组经常出现在我们食物中的有机大分子。在大多数人心目中，它们在新陈代谢中的名声不佳。尽管它们有时也被分为"坏碳水化合物"和"好碳水化合物"，但至少挽回了一部分碳水化合物的"坏名声"。碳水化合物由一组非常多样化的分子组成，具有许多不同的大小、形状和功能。它们非常重要，地球上最丰富的生物分子是碳水化合物这一事实本身就说明了这一点。

了解碳水化合物代谢的一个好起点是认识碳水化合物的本质。这个名字源自碳和水合物，即这些分子内的碳原子通过化学方式水合，或与水分子结合。这一特性决定了碳水化合物的结构，其中大多数碳原子与水发生反应，从而在碳水化合物的分子结构中保留了水分子中的许多氧原子和氢原子。大多数碳水化合物的基本结构仅包含碳原子、氧原子和氢原子，这与蛋白质或脱氧核糖核酸（DNA）等也含有氮原子的其他生物分子完全不同。

除了具有许多与碳原子相连的羟基之外，碳水化合物的结构也非常多变。最小的碳水化合物（如二羟基丙酮和甘油醛）具有 3 个碳原子，而最大的碳水化合物（如植物中的淀粉和动物中的糖原等储存分子）通常至少有 500 个碳原子，并且经常有数千个碳原子。

我们最常谈论的碳水化合物是葡萄糖。葡萄糖分子只有 6 个碳原子，因此它是一种相当简单的碳水化合物。六碳碳水化合物确实被认为是大多数其他所有类别碳水化合物（包括淀粉）的组成部分。事实上，淀粉分子的结构非常大，以至于图 3-1 中只能包含一小部分（这种模式以类似的方式不断重复，即虚线所在的位置）。

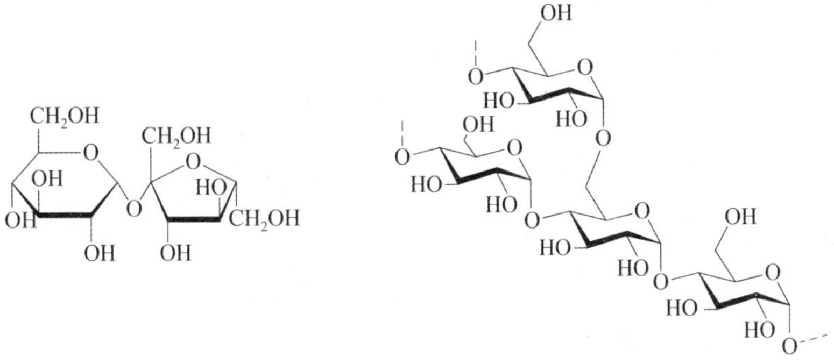

图 3-1　蔗糖和淀粉分子结构示意图

注：图（a）为蔗糖（食糖）分子，图（b）为淀粉分子结构的一小部分。两者都是常见的碳水化合物，并且经常出现在我们的食物中：蔗糖在许多水果中含量丰富，赋予它们甜味。淀粉存在于大多数的植物和蔬菜中，是主食如大米、土豆和面粉的主要成分。从水中提取的许多羟基，它们都是碳水化合物分子的组成部分。

由于这些结构差异相当显著，碳水化合物在我们人类和作为食物食用的生物中也存在许多不同的功能（几乎所有食物都来自曾经活着的生物体——这是无法回避的现实！）。碳水化合物的功能大致分为以下几类：它可以是供生物体使用的能量储存分子（如土豆或小麦中的淀粉，以及人类肝脏和肌肉中储存的糖原分子）；或者是植物产生的有吸引力的能量储存分子，可以吸引动物帮助植物传播种子或授粉（如水果和花蜜中的糖）；或者是植物、细菌和昆虫等的外部结构，免疫过程的参与者（抵御微生物入侵的防御系统）以及关节中的润滑剂，等等。我们通过代谢途径来构建身体运作所需的所有碳水化合物。从构建这些分子的原材料开始，这些分子通常都是我们所吃的碳水化合物。

我们食物中的碳水化合物基本上可分为 3 类：糖（较小的碳水化合物分子，通常尝起来很甜）、淀粉（较大的碳水化合物，消化速度较慢）以及纤维素（我们无法消化的碳水化合物分子，会从粪便中排出）。它们都很重要，我们将先从不被消化、不会在我们体内代谢的那一组开始讨论，即纤维素。

虽然我们有骨骼可以将身体支撑成典型的人体形状，但植物没有骨骼，只能利用碳水化合物，特别是一种被称为纤维素的特定碳水化合物来维持其结构。如果没有纤维素，植物就会变成一团液体。纤维素是一种聚合物，由许多小分子重复连接在一起形成大分子，其中重复的小分子是葡萄糖。葡萄糖可以在人体内被完全代谢。纤维素却不能，因为在纤维素中，葡萄糖分子通过一种被称为 β 糖苷键的特殊化学键连接在一起。许多微生物和动物，包括昆虫，可以打破这种键，但人类却不能，因为我们体内没有能够做到这一点的酶。这意味着这些大的碳水化合物分子会保留在我们的肠道中，并且不会被分解成足够小的物质以被吸收。

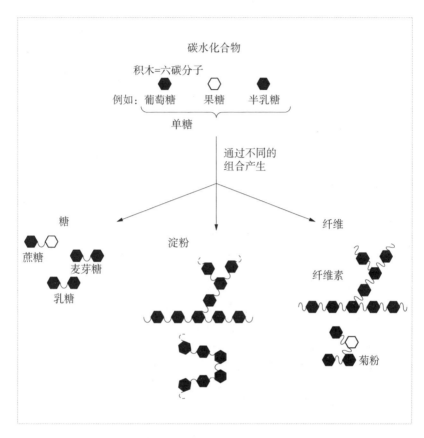

图 3-2 碳水化合物的三种类型

注：六碳分子（单糖）是碳水化合物的基本成分。糖是最简单的碳水化合物类型，具有 1 个或几个基本单元。淀粉由数百到数千个单元组成，这些单元串联在一起，形成分支。虽然这些是巨大的分子，但我们可以消化它们（我们能够打破基本单元之间的化学键）。纤维素可以是大分子或小分子。它们的主要特征是我们无法消化它们，因为我们缺乏酶来消化它们基本单元之间的化学键。

　　但这并不说明这些纤维素对你不重要。不被吸收意味着纤维素在肠道中占据更大的体积，它增加了推动食物前进的动力，帮助肠道正常运动（当然，如果不是过量的话）。此外，纤维素还能降低我们从食物中吸收营养的速度，避免血糖飙升，而且在餐后较长一段时间内使血糖稳定在一定的水平。这有助于减少你的饥饿感。纤维素还有助于维持我们肠道中的健康菌群（是的，你的肠道充满了微生物，这是正常且健康的）。所以一定要保证每天摄入一些粗粮。多少合适呢？——能促进有规律的、软硬适中的排便，这就足够了。

从哪里可以获取纤维素来保持肠道健康呢？水果和蔬菜都含有不定量的纤维素。脊椎动物食品（如鱼、牛肉、鸡肉和猪肉，西方人食用的大部分动物产品）不含纤维素，因为这些动物和我们一样有骨骼作为骨架。从另一方面看，昆虫和甲壳类动物没有骨骼，而是被几丁质包围。几丁质是一种不可消化的碳水化合物，构成了它们的外骨骼（它们身体的外部坚硬部分）。因此，昆虫和植物性食物含有纤维素，而我们吃的大型动物则没有。由于西方国家很少有人食用大量昆虫或带壳虾，因此他们食用的大部分纤维素都来自植物。

一些蔬菜产品经过加工后可降低纤维素含量，如面粉和大米。这种加工有助于我们利用这些主食中所含的能量，因为它减少了不可消化分子的数量，增加了可消化淀粉的含量。为此，我们的祖先开始了精炼过程。今天，我们已经改进并完善了主食的精炼工艺，许多人的饮食只包含精制碳水化合物，因此纤维素含量过低。如果没有摄入其他纤维素的来源，食物通过肠道的速度就变慢，可能会导致便秘和不适。然而，对于我们大多数饮食多样化的人来说，只要摄入足够的纤维素，适量食用经过加工以减少纤维素含量的谷物产品是完全可以的。无论如何，纤维素摄入的平衡才是关键。

＊ ＊ ＊

水果和蔬菜中还含有不同数量的淀粉。淀粉是一种大分子，同样是葡萄糖分子的聚合物。淀粉和纤维素之间的区别在于淀粉中含有通过 α 糖苷键连接的葡萄糖单元，人类能够将其分解成单个葡萄糖分子并吸收。这些葡萄糖单位随后将被转化为其他分子，储存或被分解，从而产生能量。

淀粉是许多主食中最重要的成分，包括小麦、大米、土豆、豆类和玉米。在多数饮食文化中至少有一种淀粉类的食物作为主食被广泛食用。淀粉是维持我们生存所必需的化学能量的极好来源。它们作为肥胖诱因的名声有点不好，但淀粉实际上只有在过量食用时，才会导致肥胖。如果按照人体需求按比例食用时，淀粉是一种健康的能量来源。淀粉的化学"近亲"——糖原，也存在于一些动物细胞中，它是碳水化合物的来源。我们将在后文更详细地讨论。

糖是一种小的碳水化合物，通常对我们来说是甜的，大多数人都喜欢吃。我们很快就会看到，这其中有进化的内因。我们食物中的糖可以是二糖，这意味着它们是由 2 个连接在一起的分子组成的。蔗糖（也称食用糖，由葡萄糖和果糖组成，存在于许多水果和蔬菜中）和乳糖（存在于牛奶中，由葡萄糖和半乳糖组成）是我们食物中常见的二糖。我们食用的其他糖是单糖，或较小的糖，如葡萄糖、果糖和半乳糖，它们尚未连接在一起形成较大的糖。所有这些二糖和单糖都是甜的。

由于糖分子较小，因此在消化过程中会被快速吸收。可以将这些类型的碳水化合物作为其天然来源的一部分（如水果中的碳水化合物）食用。毕竟，水果还富含许多其他营养素（包括淀粉），含有纤维素，因此会降低这些糖的吸收率。此外，水果吃起来很甜，是因为它们富含糖分导致的。当大量食用精制糖（如食用糖）时，糖的问题（以及它们通常被称为"坏碳水化合物"的原因）就会出现。当只食用糖时，它会被快速吸收，从而提高血液中的葡萄糖水平，并释放大量胰岛素，而这种激素使我们的许多细胞积累脂肪，作为血液中多余糖分的储存分子。这不仅会导致脂肪堆积，还会因胰岛素水平高而导致进食后血糖水平下降。换句话说，精制糖会导致你的血糖水平"崩溃并燃烧"。因此，尽管一些糖不会伤害健康人，但这并不是为身体提供能量的理想方式。

尽管糖不是一种健康食品，但仍然有许多人大量食用糖。这是因为糖存在于许多加工食品中，包括隐藏在一些咸味食品中。在加工食品中添加糖是从两个方面考量的：首先，添加糖可以增加稳定性和延长保质期，它会减少食物中细菌可用来繁殖的游离水，减少食物腐败。食品公司可以通过添加糖来延长其生产的食品的保质期。其次，人类喜欢甜食，将其添加到预制食品中，消费者会更频繁地购买这些加工产品。正因如此，食品公司会不断通过在食品中添加糖而受益。

如果糖对我们没有什么好处，那为什么我们这么喜欢吃糖呢？这都与生物学中的进化有关。我们进化了数十万年，才得以度过短暂的生命，也许能活三四十年（如果你幸运地活过童年）。直到 19 世纪，人类的平均预期寿命才超过 40 岁。吃甜食可以为你快速提供能量，在人类进化过程中的大部分时间里这都有帮助。我们最近才开始研究过量摄入热量导致肥胖的后果，如糖尿病和心脏病，这些疾病在我们的生命中出现得更晚。我们口味和食物偏好的进化是基于我们无法长寿。毕竟生命短暂，食物供应有限。因此，如果你喜欢超甜的食物，即使你知道它们不健康，也难以舍弃。这不能怪你，都怪进化论！

既然我们已经了解了碳水化合物是什么，那么我们就可以开始了解糖和淀粉（也就是我们代谢的碳水化合物）是如何在我们体内发生化学转化的。

碳水化合物的代谢就是从食物进入你的嘴巴开始的。嘴巴是一个神奇的地方，牙齿（身体最坚硬的部分）可以咬碎食物。肌肉会产生巨大的力量来支撑你的下颌。咬肌是负责上下移动下颌的主要肌肉。这块肌肉是人类所有肌肉中最强壮的一块。人类利用咬肌的力量和牙齿的硬度对食物进行机械磨碎，使它与唾液混合，呈糊状，这有助于食物沿着消化道向下移动。唾液也会启动我们对食物的消化，这是碳水化合物代谢的第一步。

葡萄糖和果糖等单糖可以被血液吸收，并通过黏膜渗透到身体的其他部分。黏膜覆盖了食物从口腔到肠道末端的整个 9 米长的距离。而较大的糖，如蔗糖、乳糖和淀粉，需要分解成单糖（如葡萄糖、果糖和半乳糖）才能被吸收。唾液含有淀粉酶，这种酶可以将食物中的碳水化合物分解成较小的碎片，如葡萄糖和麦芽糖（一种由 2 个葡萄糖组成的二糖，也存在于麦芽中，是啤酒的一种成分）。当你咀嚼淀粉类食物时，会产生糖分，你会感到有点甜。正如我们之前看到的，这是人类在进化过程中选择喜欢的一种味道。因此，食用富含淀粉的食物会让你感到快乐，从你开始咀嚼它们的那一刻就开始了。不过，你品尝到的这些糖分子只是一个开胃菜：淀粉中的大部分葡萄糖分子在穿过你的肠道的过程中会被进一步吸收。

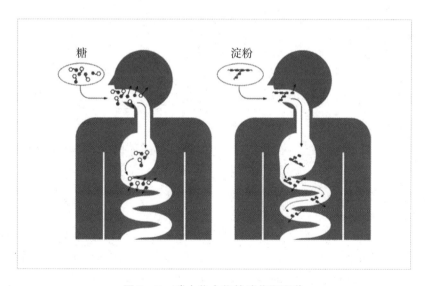

图 3-3　碳水化合物的消化和吸收

注：虽然淀粉的消化始于口腔，但其大量消化和随后的吸收是在肠道中缓慢发生的。同时，糖是更简单的分子，可以在口腔和肠道的起始段被快速消化和吸收。

　　糖被吸收的速度会影响血糖的变化方式。一方面，精制食糖会导致血糖快速升高，并对胰岛素产生快速且更强烈的反应，从而使血糖随后迅速下降；另一方面，淀粉会促进血糖水平缓慢上升，随着时间的推移而保持血糖水平稳定，尤其是与纤维素一起消化时。这有助于保持碳水化合物缓慢而稳定地被吸收。

　　一旦进入血液，你从食物中吸收的糖分子就会在体内快速移动，被体内许多不同类型的细胞吸收和代谢。

　　在我们了解碳水化合物被吸收后会发生什么变化之前，我们先讨论一下许多成年人无法正确吸收的糖——乳糖。乳糖是一种二糖，由2个单糖（半乳糖和葡萄糖）通过 β-1-4 糖苷键连接在一起。我们的肠道分泌的一种叫作乳糖酶的酶可以打破这种化学键，释放出构成乳糖的单糖，然后这些单糖从肠道被吸收进入血液中。

　　人类在婴儿时期就会产生乳糖酶，所有的哺乳动物皆是如此。他们喝奶，而奶中含有乳糖，成为婴儿的能量来源。因此，哺乳动物幼崽能够消化和吸收牛奶中的单糖，利用它们来生存和生长。但成年哺乳动物在野外是不喝奶的。所以，只有部分成年人身体会产生乳糖酶，因此我们中的许多人无法消化所喝的奶中的乳糖。究其原因，还是在于进化。人类驯化哺乳动物作为奶源在进化史上只是最近几千年才发生的，并未涉及世界各地。随着年龄的增长，许多人不再需要哺乳，因此也失去了产生乳糖酶的能力。在成年人开始食用动物奶之前，这一点几乎没有什么影响，这一特征没有被进化过程所淘汰。目前大约有 65% 的成年人患有某种程度的乳糖不耐受，在亚洲和非洲的特定地区，这一比例高达 95%。乳糖不耐受意味着他们无法产生足够的乳糖酶来正常消化乳制品中的乳糖。这种不耐受现象不仅在成年人身上发生，猫和狗等成年宠物也可能患有乳糖不耐受，原因与我们相同。

肠道中缺乏乳糖酶的结果相当清晰。如果摄入乳糖，它会保留在肠道中且不会被吸收。这种糖分保留有助于内脏保留水分（糖会吸引水分），可能导致腹泻。更糟糕的是，肠道细菌非常乐意消化剩余的乳糖。它们靠乳糖茁壮生长，生长速度非常快，在我们体内产生大量气体，导致腹胀和肠痉挛。结果是，摄入含有乳糖的产品后不久，一个人如果不能产生足够的乳糖酶来分解乳糖，就会感到非常恶心和不舒服。这些症状因人而异，具体取决于每个人还能产生多少乳糖酶以及他们吃了多少奶制品。通常情况下，乳糖酶缺乏的人可以耐受少量乳糖，如酸奶（其中细菌在食用前消化了牛奶中的大部分乳糖）或奶酪（其中的乳糖在生产过程中被部分去除），但不能耐受乳糖含量较高的产品，如牛奶。

成年后分解乳糖的能力对我们的进化帮助不大，但它赋予了我们敏锐的智慧和强烈的好奇心，使我们成为天生的科学家，创造了对抗乳糖不耐受的奇妙工具。虽然避免任何乳制品肯定可以缓解乳糖不耐受症状，但我们今天可以选择使用微生物产生的乳糖酶来帮助我们消化这种糖。乳糖酶从酵母或细菌中工业纯化，然后以乳糖酶片剂的形式服用或预先添加到乳制品中，使这些乳制品不含乳糖。你可能会注意到零乳糖牛奶的味道比普通牛奶更甜，这是由于分解乳糖产生的半乳糖和葡萄糖比乳糖本身更甜。生产乳糖酶的结果显而易见。如今即使是那些自己体内没有乳糖酶的人，都可以通过补充他们缺乏的酶来享受乳制品而不会出现腹胀。由于存在乳糖酶，乳糖被分解并作为单糖从肠道被吸收进入我们的血液中。

现在我们回到碳水化合物在体内的旅程。到目前为止，我们发现，除了纤维素之外，碳水化合物都会被分解成更小的糖并被吸收到我们的血液中。这一变化主要发生在我们的肠道中（我们消化道的较长部分，也是大多数营养物质被吸收的地方）。

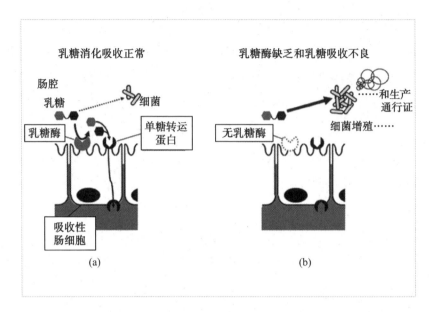

图 3-4　乳糖、乳糖酶和吸收不良

注：图（a）：在正常乳糖酶活性存在的情况下，肠道对乳糖的消化和吸收。图（b）：由于乳糖酶活性低，未消化的乳糖导致其被细菌代谢，细菌增殖并产生大量气体，产生乳糖酶来帮助缺乏这种酶的人消化，这只是我们将看到的许多例子之一。在酶的研究中，这一科学进展是有用的。在其他情况下，如糖尿病（我们将在本书后面讨论），我们将看到科学是必不可少的，可以挽救生命。

　　离开肠道的血液被引流到一个叫作门静脉的特定血管中，门静脉将这种营养丰富的血液带到我们体内旅程中的第一个目的地——肝脏。由于肠道血液流动的独特解剖结构，肝脏总是最先开始处理我们体内的营养物质，并且在处理我们从食物中吸收的分子方面具有优先权。肝脏在新陈代谢中起着决定性的作用，它处理、修改我们所吃的食物中的分子，储存一部分分子，将其他分子送到其他器官。从新陈代谢的角度来看，肝脏也非常灵活。如果可以进行代谢转化，那么它就很可能发生在肝脏中。

当你从饮食中摄入的碳水化合物中的葡萄糖分子通过血液到达肝脏时，它们可以穿过肝细胞膜并进入这些细胞。葡萄糖也可以离开肝细胞。相反，在肝细胞内部，通过将ATP中的磷酸加到它的第六个碳上，它会转化为一个新的分子。形成的新分子——葡萄糖-6-磷酸，和葡萄糖本身相比有两个优点：首先，磷酸基团周围的负电荷将该分子捕获在细胞内，防止其返回血液。其次，在转化葡萄糖的反应时将ATP的能量提供给磷酸基团，将ATP中的部分能量转移给葡萄糖分子。葡萄糖-6-磷酸现在是一种高能分子，受困于在肝细胞内且不会立即离开。发生这种情况是因为介导葡萄糖进出肝细胞的膜运输系统无法识别带有磷酸标签的葡萄糖导致的。一旦形成，葡萄糖-6-磷酸就会转化为细胞内的其他分子，通常会被储存起来，以便在体内食物匮乏时使用。

葡萄糖-6-磷酸被困在细胞内，但这个分子并不是碳水化合物的最终分子归宿。对我们的身体来说，储存葡萄糖或葡萄糖-6-磷酸都不是一种实用的方法，这些分子会占据大量的空间（因为它们会吸引水），从而节省多余的食物以获取能量。这些分子的化学性质也不像储存分子那样稳定，这表明，如果它们留在细胞内，可能会自发降解或与其他分子发生反应，无法合理利用宝贵的化学能。事实上，葡萄糖-6-磷酸分子保持这种化学形态的时间只有百分之一秒，它们在构成我们新陈代谢的化学转化途径中会被迅速地改变。

肝细胞内的葡萄糖-6-磷酸可以遵循不同的路径，它位于代谢的十字路口。在食用富含碳水化合物的膳食后，食物可以以3种不同的方式进行转化：通过戊糖途径产生其他糖，产生储备分子糖原；或遵循糖酵解途径（也称糖酵解）并最终转化为葡萄糖-6-磷酸；或把一个六碳分子分解成更小的双碳分子。葡萄糖-6-磷酸在这个十字路口所走的路由每条路径的容量（或它们在任何时候可以摄取的分子数量）和每条途径的调节决定。这种调节是通过我们之前看到的代谢调节机制发生的，包括每个细胞的能量状态（如 ATP 数量所示）和调节循环激素（如胰岛素和胰高血糖素）的水平。现在，让我们看一下葡萄糖-6-磷酸可以采取的 3 种代谢途径。

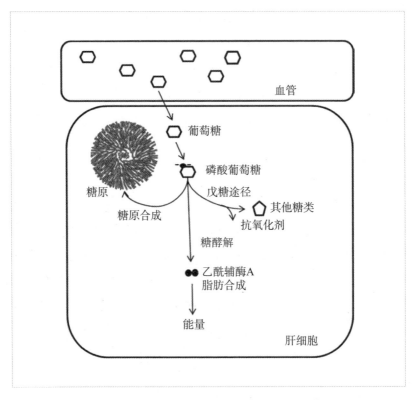

图 3-5　糖代谢示意图

注：食物中的碳水化合物被吸收，成为血液中的葡萄糖，进入肝细胞并被转化为许多不同的分子。葡萄糖进入肝细胞并被修饰成葡萄糖-6-磷酸，无法再次离开细胞。这种葡萄糖现在正处于十字路口：它可以变成糖原，一种由数百个或数千个葡萄糖单元组成的大分子。它可以通过戊糖途径或沿着糖酵解途径成为其他糖或抗氧化剂，并最终分解为乙酰辅酶 A。乙酰辅酶 A 是另一种代谢十字路口分子，可以分解释放能量（以 ATP 的形式）或与许多其他乙酰辅酶分子结合以产生脂肪。

肝脏中葡萄糖最重要的代谢目的之一是产生糖原。糖原是一种储存分子，产生的目的是储存你刚刚吃下的食物中的能量，以便稍后当你的肠道没有任何葡萄糖可以吸收时（如两餐之间的时间）可以使用这些能量。这种储存方式很重要，因为葡萄糖不仅是重要的能量来源，而且是某些细胞所需能量的唯一来源，包括神经元、大脑中其他参与思维过程的细胞，以及吸收全身氧气的红细胞。因此，即使我们不吃碳水化合物，我们的大脑也会继续工作。肝脏会在我们吃东西时以糖原的形式储存葡萄糖，然后在需要时从糖原中释放葡萄糖。

糖原是一种大分子，通常由数千个葡萄糖单位组成。为了制造糖原，葡萄糖分子通过细胞中化学反应并排黏合在一起，结果是形成一串葡萄糖分子（在亚微观水平上），看起来类似于珍珠项链上的珠子。然后，每8～14个葡萄糖单元，独立的链在分支处相互结合，形成一个较大的分子结构，其中有许多分支向外伸出，而内部则挤满了紧凑的葡萄糖"珠子"的固体核心，有点类似于 Koosh 球（一种玩具球），但其中每条葡萄糖分子都会在某个时刻分裂。每个肝细胞内都沉积有许多此类大分子，其中糖原约占肝脏总重量的5％。尽管单个生物分子非常小，通常无法使用传统显微镜观察，但糖原分子却很大，可以通过简单的染色技术看到。在肝细胞方面，每个细胞都有一个单独的糖原分子，含有数千个彼此相连的葡萄糖分子。

以糖原形式储存葡萄糖具有许多进化优势，所以动物以这种方式储存葡萄糖。出于同样的原因，植物也会积累淀粉，其结构与糖原相似。第一个优点是糖原无法离开细胞，因其尺寸较大，使得它无法穿过细胞膜。这意味着它会留在肝细胞内，直到被分解成单个葡萄糖分子，才会离开肝脏。当肝细胞被"告知"此人已经有一段时间没有进食时，就会发生这种情况，主要是因为血液中存在胰高血糖素。结果是，进食后肝脏中会形成糖原，而血液中会产生大量葡萄糖分子（受到胰岛素的刺激）。糖原会保留这种葡萄糖，直到你没有进食并且血糖水平开始降低，促进胰高血糖素的增加。之后，糖原释放一些葡萄糖，保持血糖水平升高，以便细胞能够正常工作。

以糖原分子形式储存葡萄糖的第二个优点是：占用的空间少。细胞内的每个葡萄糖分子都被许多水分子包围，但糖原分子内的葡萄糖通常没有被水分子包围，而是大部分被同一糖原分子的其他葡萄糖单位包围。将水分子排除在这种储存方式之外使得糖原比葡萄糖更容易在细胞中储存能量。来自该存储站点的细胞还具有使分子更加稳定的优势，不易与水溶液带来的其他分子发生反应。正如我们稍后将看到的，葡萄糖是一种可以自发地与我们体内的其他分子发生反应的分子。葡萄糖的这种反应特性产生了许多与糖尿病相关的问题，糖尿病是一种血液中葡萄糖水平升高的疾病。将葡萄糖分子储存在糖原中可以防止这种反应发生。

由于这些优点，我们的肝脏储存了大量的糖原，因此能够根据需要使用这些糖原。当你刚吃完东西，血液中存在大量葡萄糖时，这些糖会被输送到肝脏，在肝细胞内转化为葡萄糖-6-磷酸，然后可以并入糖原分子，使其变得更大，其中含有更多的葡萄糖单位。这将使你储存的葡萄糖保存在安全且紧凑的糖原分子环境中，直到经过足够的时间后，你的血糖水平才会再次下降。当你的血糖水平下降时，葡萄糖分子又会再次从糖原中被释放出来，离开细胞，进入血液并保持血糖水平稳定。肝脏中糖原分子生长和收缩的过程使血糖水平保持在"最佳点"：既不能太低，这样需要葡萄糖的细胞（如神经元和红细胞）才能工作；也不能太高，避免导致葡萄糖和其他分子之间发生不良反应，正如我们在讨论糖尿病时会看到的那样，糖尿病是碳水化合物代谢紊乱的一种疾病。

因此，糖原是肝脏中的重要分子，有助于维持全身血糖水平的稳定。但这种储存葡萄糖的便捷形式不仅仅存在于肝脏中，也存在于许多其他细胞类型中，并且在肌肉细胞中含量丰富。肌肉细胞不是葡萄糖离开肠道后的第一站，但葡萄糖在进食后确实会到达肌肉，并以与肝脏中相同的方式融入糖原分子。除了肝脏之外，肌肉对于在进食后立即从血液中去除多余的糖分也非常重要。然而，在饥饿状态下，肌肉细胞不会像肝细胞那样对维持血糖水平产生帮助。相反，肌肉细胞中的糖原储存葡萄糖分子，供这些肌肉细胞单独使用。发生这种情况是因为肌肉细胞无法将糖原转化为葡萄糖，而只能转化为葡萄糖 - 6 - 磷酸，而葡萄糖不能离开细胞。因而，肌肉中的糖原只能满足肌肉的能量需求，而肝脏中的糖原则可以满足整个身体的能量需求。换句话说，肌肉对自己的糖原是"贪婪"的，而肝脏却是"无私"的。

我们现在了解了葡萄糖进入细胞后，以葡萄糖 - 6 - 磷酸的形式被困在细胞内后可能的命运之一：成为糖原储存系统的一部分。让我们来探索在"十字路口"上，葡萄糖 - 6 - 磷酸的另一种可能的命运，即戊糖途径。

戊糖途径通常是本科生在学习基础代谢时的痛苦之源。这种代谢途径之所以会给学生制造巨大的麻烦，是因为它不像他们研究的大多数其他代谢途径那样，有一个特定的分子作为它的最终"分子目的地"；相反，戊糖途径在某种程度上是一个由相互连接的小路径组成的代谢网络。在这个网络中，分子可以变成许多其他分子，并到达不同的最终目的地，从而实现多种独特的代谢功能。

就本书的目的而言（不会在大学水平上研究新陈代谢），可以说戊糖途径有助于提供产生脂肪所需的电子，有助于消除自由基（稍后会详细介绍）并产生不同大小的糖。这些功能确实很多而且千差万别！不同大小的糖的产生包括产生合成 DNA 和 RNA 所必需的戊糖

（五碳糖），这就是戊糖途径这一名称的由来。总之，戊糖途径是一种灵活的途径，在代谢中有许多用途，还有一种是葡萄糖- 6 -磷酸的代谢可能性。

除了成为糖原或遵循戊糖途径中多种分子的命运，葡萄糖- 6 -磷酸还有另一种可以遵循的途径——糖酵解途径。这是该分子的最后一条途径，但绝不是最无关紧要的途径。事实上，这更像是一条代谢高速公路，而不是一条小路，它是转化大量分子的关键，在肝脏和我们大多数细胞中的葡萄糖代谢中都起着非常重要的作用。

糖酵解途径始于我们已经熟悉的葡萄糖- 6 -磷酸，这种六碳糖具有磷酸基团，可防止其离开产生它的肝细胞。该分子被分解为 2 个三碳分子，在这个过程中产生一些含有能量的 ATP。在肝脏中，糖酵解产生的 3 个碳分子，通过以二氧化碳的形式去除 1 个碳原子，几乎全部转化为 1 个双碳分子，这个双碳分子被称为乙酰辅酶 A（稍后详细介绍）。

乙酰辅酶 A 是新陈代谢中另一个重要的"十字路口"分子，因此我们将其在这里命名。乙酰辅酶 A 在肝脏中的主要归宿有 2 个：产生脂肪或完全降解为二氧化碳和水（是的，我们需要喝水，但我们在代谢反应中也会产生水，每天大约产生 300 mL，或者比一杯多一点）。关于采取哪条路径的"代谢决策"又成了代谢调节的结果。

当细胞内的 ATP 水平上升，并且存在刺激脂肪产生的激素（如胰岛素）时（就在你进食后），产生的脂肪将是你所吃的碳水化合物最重要的归宿（你已经知道了）。而当细胞中的能量水平下降时（由 ATP 水平降低所示），你摄入的碳水化合物（最终成为乙酰辅酶 A）的主要归宿是以 ATP 形式产生能量。在这个过程中，碳水化合物被完全分解成二氧化碳和水。现在，让我们来看看通过代谢我们所吃的碳水化合物而产生的乙酰辅酶 A 分子的两种代谢方式。

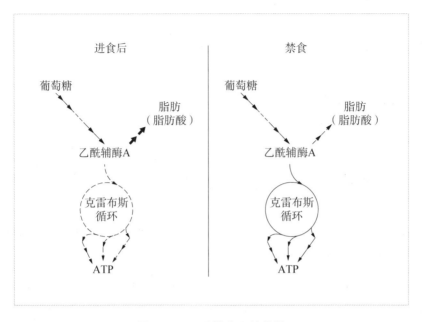

图 3-6 乙酰辅酶 A 的代谢

注：乙酰辅酶 A 的归宿。进食后（左）和禁食（右）状态。

＊ ＊ ＊

我们将从碳水化合物可能的命运开始，正如我们在现实生活中经常看到的那样，要从脂肪的产生讲起。人类和大多数其他动物已经做好了充分准备，可以将摄入的多余热量储存为脂肪或脂质（脂质是这类分子的更专业的术语）。

脂质是一组化学性质多样的分子，其中包括一些你可能在化学考试中认识的名称，如胆固醇、脂肪酸和甘油三酯。将它们归类为脂质的所有这些分子的统一特征是它们难溶于水，且易于黏在一起，与构成细胞的水溶液分离。这种与水的分离使脂肪成为优秀的储存分子，其效率甚至比我们讨论的糖原更有效。将脂质与水分离可以减少储存热量所需的空间和重量（因为它消除了水），并且还可以将这些分子与细胞中水溶液中发生的化学反应进行分离，从而使脂质成为非常稳定的储存分子。譬如，你会看到脂肪是多么稳定，含有大量脂肪的食物，比如植物油、黄油或猪油的保质期很长——它们可以在食品储藏室或冰箱中保存很长时间而不会变质。类似地，加工食品通常含有大量脂肪，这有助于延长它们的保质期。

将多余的食物能量储存为脂肪具有一个优点，即以较小的重量储存大量的热量。由于脂质的每个碳原子含有更丰富的电子/碳原子，因此它们能够比碳水化合物或蛋白质产生更多的能量（以我们的"能量货币"分子 ATP 的形式）。电子对于将能量输送到 ATP 中如此重要的原因将在下一章中详述，但现在足以证明，相同重量的脂质的热量大约是碳水化合物或蛋白质的 2 倍。这表明，富含脂质的饮食会比同等数量的主要含有碳水化合物或蛋白质的食物摄入更多的热量。这还意味着，与以糖原形式储存能量相比，在相同重量下，脂质可以储存大约 2 倍的能量。

鉴于脂质是一种稳定且有效的储存能量以供日后使用的方式，因此我们在进化过程中将任何多余的食物储存为脂肪也就不足为奇了。这一特性使我们和其他动物在数千年的饥饿和食物来源不确定的情况下得以生存。但食物可以在现代社会轻而易举地大量获得，这种生物特性导致我们的腰围持续且不健康地增长。通常情况下，健康人的脂质含量在 10%～25%，具体取决于他们的性别（男性脂肪较少）、年龄、运动能力和其他特征。肥胖者的体重通常有 50% 是脂肪，相当于健康水平的两倍多。

大多数作为储存分子积累的脂质以甘油三酯的形式存在，这些大分子含有 3 个长碳链（称为酰基链），在分解时可以产生大量能量。这些分子还由甘油分子组成，甘油分子被固定在 3 个长碳链上，在人类中，每个碳链上通常有 16 个碳原子。它的形状有点像一只三条腿的蜘蛛（在分子水平上，见图 3-8）。

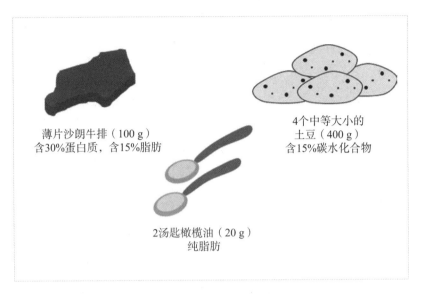

图 3 - 7 食物营养成分含量图

注：与淀粉、动物对应的糖原或蛋白质相比，脂肪储存能量的空间利用是最佳的。在图中，土豆（淀粉）、牛肉（蛋白质）和橄榄油（脂肪）中储存的生化能量大致相同。油的重量更轻，占用的空间也更小。部分原因是，尽管淀粉结构紧凑，但由于葡萄糖高度亲水，仍然能吸引大量的水分子。

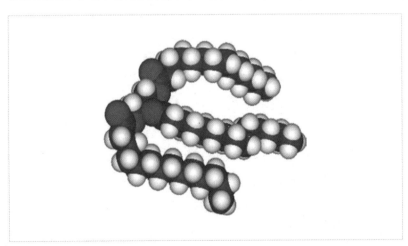

图 3 - 8 甘油三酯分子示意图

注：这些分子中的每一个都包含由甘油分子（黑色）连接的 3 个长碳链。

甘油三酯在我们体内由许多不同的分子组成，包括碳水化合物。形成脂质的反应由许多不同的刺激发出信号，但我们体内循环的能量过剩这一点不容忽视。就像吃了富含碳水化合物的餐后反应那样，我们血液中的胰岛素水平会上升。碳水化合物作为单糖被吸收，并遵循我们刚刚看到的糖酵解途径，其中每个葡萄糖分子生成 2 个乙酰辅酶 A 分子和 2 个二氧化碳分子，我们通过呼气将它们消除。乙酰辅酶 A 分子可以通过化学连接产生甘油三酯，形成一条碳分子链，每次乙酰辅酶 A 结合时，碳分子链就会增长两个碳。将 8 个乙酰辅酶 A "缝合" 在一起后，就会产生一种又长又细的十六碳分子，称为棕榈酸，它是脂肪酸分子的一部分（稍后会详细介绍）。这些脂肪酸的 3 个链，都有 16 个碳原子左右长（但范围从短到长），它们结合在一起形成三条腿的蜘蛛形分子，我们称之为甘油三酯。

在单个甘油三酯分子形成后，成千上万的甘油三酯分子聚集在一起。由于它们与水较少发生相互作用，因而可以相互吸引，在细胞内形成小的脂肪滴，就像油在水的表面形成的水滴一样。这些脂滴在细胞内等待，主要是在专门制造它们的细胞中等待，直到出现代谢信号来分解这些分子并将其作为能量使用。这个信号通常是胰高血糖素出现和胰岛素水平下降，两者都是由低血糖造成的。这会在我们久未进食时出现（稍后我们将讨论肥胖和糖尿病的代谢时，更详细地讨论这些激素）。

甘油三酯在我们身体的许多部位形成并储存下来，包括肝脏。在享用完一顿丰盛的菜肴之后，我们的肝脏会变得富含脂肪和柔软，黏稠度就像黄油一样。这一特征在鹅肝中就可以观察到，鹅肝是养肥的鸭或鹅的富含甘油三酯的肝脏。就像我们在进化上选择喜欢富含能量的甜食一样，我们也在进化过程中选择享受富含能量的脂肪食物，这是商家在加工食品中添加大量甘油三酯的另一个原因（除了保质期长

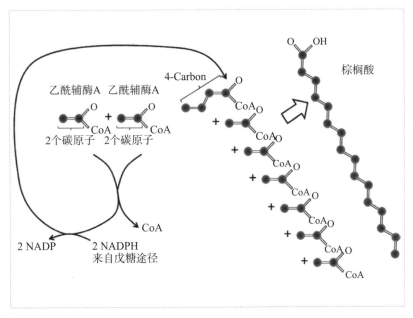

图 3-9 棕榈酸

注：乙酰辅酶 A 分子结合在一起形成脂肪。每个乙酰辅酶 A 分子都有 2 个碳原子，将它们串联 8 次会产生 1 个长链分子，称为棕榈酸，它是一种脂肪酸。三种脂肪酸（主要是棕榈酸）构成 1 个甘油三酯分子。

之外）。

　　与产生和储存甘油三酯的最专业的细胞——脂肪细胞相比，肝脏积累脂肪的能力几乎是业余的。这些细胞遍布我们全身（包括腹部、大腿和所有其他每次吃得过多时就会变大的部位），能够高效地从血液中去除葡萄糖，将其沿着糖酵解途径传递，产生乙酰辅酶 A，然后将这两个碳分子"缝合"在一起，直到产生甘油三酯。实际上，甘油三酯在这些细胞中积累的量相当大，所以由它们形成的脂滴可以占据细胞的 90% 以上。这些脂肪沉积物是我们的能量包，储存我们摄入的多余能量以备后用。此时，你可能会认为脂肪细胞都是不好的。你必须注意不要暴饮暴食，以免需要更宽松的衣服。脂肪细胞不仅仅是我们身体的储能账户，它们在代谢控制中也非常重要，可通过消除餐后多余的葡萄糖来帮助我们维持血糖水平。科学家们发现，做实验用的动物经过改造后由于没有脂肪细胞，因此体内没有脂肪沉积，但它们是糖尿病患者，因为它们无法控制血糖水平![1][2] 一个简单的事实告诉我们，适量的脂肪在我们体内堆积是有益的。

* * *

在了解葡萄糖（和所有其他碳水化合物）如何变成脂肪后，我们可以观察到这些分子在新陈代谢中的最后可能途径：完全氧化为二氧化碳和水，产生了大量 ATP。

完全分解葡萄糖分子涉及采用糖酵解途径，然后产生乙酰辅酶 A 和一些二氧化碳，正如我们现在所看到的。然后，这些乙酰辅酶 A 分子中的每一个都被分解成 2 个二氧化碳分子。这一过程通常被称为克雷布斯循环，又称柠檬酸循环、三羧酸循环。这种优雅的代谢途径通常位于代谢图的中间位置，它在新陈代谢中具有核心重要性。它不仅分解葡萄糖，还分解蛋白质和脂肪，正如我们将在下一章中看到的，所有这些分子都遵循特定的代谢途径，将它们转化为乙酰辅酶 A，然后在克雷布斯循环中转化为二氧化碳。

顾名思义，这条代谢途径最早是由汉斯·克雷布斯（Hans Krebs，1900—1981 年）发现的。他因了解这条途径的工作原理而于 1953 年获得诺贝尔生理学或医学奖。这种代谢途径是循环的，在代谢图中绘制时具有明显的圆形外观。在克雷布斯博士工作的时候，破译新陈代谢如何转化分子是一项练习，了解特定组织中存在哪些分

---

[1] Moitra J, Mason M M, Olive M, et al. Life without white fat: a trans-genicmouse [J]. GenesDev, 1998(12):3168-3181.

[2] Shimomura I, Hammer R E, Richardson J A, et al. Insulin resistance and diabetes mellitus in transgenic mice expressing nuclear SREBP-1c in adipose tissue: model for congenital generalized lipodystrophy [J]. Genes Dev, 1998(12):3182-3194.

子，通过实验证据了解这些分子之间发生的一些化学反应，然后将这些反应的顺序放在一起（包括所有这些分子和反应）就像解代谢谜题一样。他们还必须记住，代谢途径中提出的任何改变都必须在化学上是可行的才能真正发生。克雷布斯擅长预测这些逐步的转变，并对当时许多代谢途径的理解作出贡献。他特别擅长理解代谢途径循环的可能性，不仅参与了克雷布斯循环的描述，还参与了尿素循环（我们将在蛋白质代谢中详细讲解）和乙醛酸循环（人类没有的循环）的描述。

循环代谢途径到底是什么？循环代谢途径是一系列代谢转化，其中一个分子既充当进入分子，与另一个分子结合，又充当提前几步的退出分子。因为形成和使用的是相同的分子，所以它围绕该途径循环这些形式的代谢转化可以通过化学序列很好地表示代谢图中的反应。

在克雷布斯循环中，进入和退出的分子称为草酰乙酸（无须记住该名称），它有 4 个碳原子。

当含有四碳的草酰乙酸与含有双碳的乙酰辅酶 A 结合，会产生六碳的柠檬酸盐分子（这是这个循环的一个专业名称），这个循环就开始了。之后，这个柠檬酸盐分子经历了一系列反应，我们不需要详细观察。这包括两个步骤，其中 1 个碳从分子中去除，产生 2 个二氧化碳分子。当六碳柠檬酸盐完成化学转化并失去 2 个碳键时，它会重新生成四碳草酰乙酸盐，这个新形成的分子可以通过与一个新的乙酰辅酶 A 结合再次开始循环。和你所想象的一样，破译循环途径中的化学步骤可能比理解线性途径更加困难。在线性途径中，分子只参与途径的一部分。克雷布斯博士能够想象这种更复杂的代谢结构，绝对是理解代谢途径的一个突破（图 3-10）。

除了产生二氧化碳和完全分解葡萄糖分子外，克雷布斯循环还包括产生 ATP 的步骤。在糖酵解过程中，由 2 个乙酰辅酶 A（1 个葡

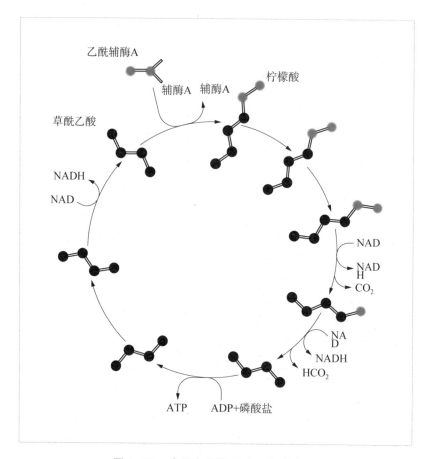

图 3－10 克雷布斯循环（三羧酸循环）

注：克雷布斯循环是循环路径的一个例子。在循环途径中，进入的分子（在本例中为乙酰辅酶 A）被另一个分子吸收，该分子在一系列转化中稳定地旋转，其中进入分子的原子以更简单的分子（在本例中为二氧化碳）的形式被移除。因此，在此过程中，将进入分子的原子结合在一起的能量被转移到其他分子（在本例中为 ATP 和 NADH），初始分子被回收并可以将另一个进入分子带入循环途径。

萄糖会产生 2 个乙酰辅酶 A）产生的 2 个 ATP 与糖酵解过程中形成的 2 个 ATP 一起为你的细胞提供能量。但是，4 个 ATP 分子远远少于葡萄糖能为我们提供的能量，在超过 24 个 ATP 分子的范围内是可变的。在由线粒体精心安排下，剩下的三磷酸腺苷在氧化磷酸化过程中产生。这个过程引人入胜，也相当重要，值得我们专门用一章来详细探讨。

＊ ＊ ＊

在继续了解大部分以 ATP 形式存在的能量的去处以及产生的原理之前，让我们简要回顾一下我们摄入的碳水化合物发生了什么变化。碳水化合物在我们的消化系统中被分解成单糖，然后被血液吸收并分配到细胞中。在细胞内，葡萄糖（最丰富的碳水化合物来源的单糖）被转化为葡萄糖-6-磷酸，并被"囚禁"在细胞内。这种处于"十字路口"的分子要么变成糖原（动物需要时用来储存葡萄糖的一种储存形式），要么沿着戊糖途径变成其他糖，要么沿着糖酵解途径分解成 2 个较小的三碳分子，然后再分解成双碳乙酰辅酶 A 和二氧化碳。乙酰辅酶 A 也是一种"十字路口"分子，能够生成甘油三酯或进入克雷布斯循环完全分解为二氧化碳。

我们已经学习了很多关于碳水化合物的知识。现在我们将进入一个全新的领域，以了解碳水化合物和其他食物是如何在线粒体中被转化为我们身体所需能量的关键分子——ATP 的。

第 4 章

线粒体：细胞的"动力工厂"

我们刚刚看到碳水化合物是如何代谢的，要么产生储存分子，要么分解成单个碳分子——二氧化碳，然后我们通过呼气将其从体内排出。先前我们提到，我们会分解碳水化合物，因为这使我们能够利用在此过程中产生的能量来生产为细胞的所有功能提供"燃料"的能量分子——ATP。我们现在需要了解碳水化合物如何分解为二氧化碳并产生大部分 ATP。这个过程发生在线粒体内。线粒体是我们细胞的一部分（也称为细胞器），负责许多代谢途径（包括我们刚刚看到的克雷布斯循环）。线粒体还通过氧化磷酸化过程产生我们体内大部分的 ATP，是我们身体的主要能量来源，它本质上是我们细胞的"电池"。

"线粒体"这个名词是复数形式。线粒体，源自希腊语对细胞部分形状的描述，意思是"线颗粒"。线粒体是细胞的微小部分，大约 $1\,\mu m$ 长，这表明你需要将 100 万个线粒体并排排列才能达到 $1\,m$ 的长度。它们通过膜与其他细胞分离，膜的结构类似于蛋黄周围的薄膜。这些膜对于产生能量非常重要，我们稍后也会看到。线粒体的大小和形状各异，可以是任何形状，包括从小球到意大利面形状的长丝。它们也是动态的，每时每刻都在改变它们的大小和形状。大多数情况下，它们很重要。它们对于所有复杂的生命形式（如我们人类）都是必不可少的，占据了我们细胞内部空间的 25％ 左右。它们在细胞内占据很多空间，承担着许多至关重要的任务。

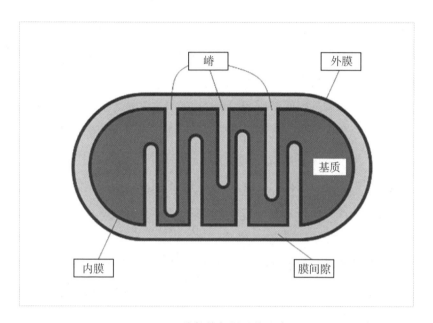

图 4-1　线粒体超微结构示意图

注：线粒体的形状非常多样，并且可以很大程度地改变其形状和大小，但其一个特征是存在两层膜，其中一层膜充满了褶皱，称为嵴。正如我们稍后将看到的，这大大增加了该膜的面积，从而为 ATP 的产生提供了很多位点。

　　细胞内的线粒体承担着多种功能，我们将深入了解这些多功能的"能量工厂"是如何协调动作并参与细胞的各种活动。这些线粒体参与碳水化合物、蛋白质和脂肪的代谢。它们产生并消除自由基（我们稍后会讨论它们）。它们控制细胞分化和细胞死亡，包括细胞自杀；它们控制免疫力或抵抗感染的能力；它们控制体重和热量产生。最重要的是，它们将我们从食物中获取的能量转化为细胞可以直接利用的"能量货币"——ATP。在最后一个功能中，线粒体确实是我们细胞的电池，不仅因为它们提供能量，还因为它们提供能量的方式与电池产生能量的方式非常相似。

电池的工作原理是促进内部的化学氧化和还原（氧化还原）反应，从而在每个电池中产生正极和负极。正负极之间的这种电荷差异是它们所供电设备的能量来源。线粒体与电池的工作原理非常相似，作为能量来源并产生 ATP，为我们的细胞提供能量。

要了解它们是如何做到这一点的，我们首先需要了解什么是氧化还原反应。简而言之，氧化还原反应就是分子将电子转移到其他分子的反应。电子是原子和分子中带有负电荷的微小粒子，可以自由移动。由于电子的负电荷性质使分子的总电荷减少，所以它们的加入被称为分子还原。而失去电子的分子被称为被氧化的分子，使用这个术语是因为氧是很好的氧化剂（如铁生锈）。

然而，重要的并不是这些化学反应类型的名称，而是电子转移涉及能量流动的事实。当电子从不喜欢电子的物质转移到喜欢电子的物质时，就会释放能量。以铁生锈为例，能量以热量的形式释放。在电池中，这种能量用于为电子设备供电。在我们体内，氧化还原反应释放的能量被用来为我们的细胞提供能量。

* * *

葡萄糖和其他分子分解为二氧化碳的同时也会被氧化，这意味着它们会失去电子。当葡萄糖通过糖酵解途径产生乙酰辅酶 A 时，电子从葡萄糖中被移除，在大多数情况下发生在克雷布斯循环中。这些电子由 2 个带电子的分子收集。它们的化学名称相当复杂，即烟酰胺腺嘌呤二核苷酸（NAD）和黄素腺嘌呤二核苷酸（FAD）。NAD 和 FAD 充当电子拾取和传递系统，在我们看到的所有化学途径中，从部

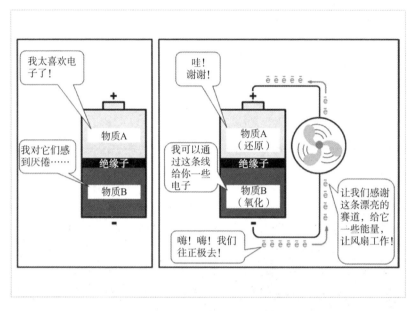

图 4-2　电池氧化还原示意图

注：氧化和还原作为电池中电子流的来源。在这幅图中，电子通过风扇电路
从负极（物质 B）流向正极（物质 A），将能量从流动的电子（e）转移到风
扇发动机，使其旋转。提供电子的物质 B 在此过程中被氧化，而接收电子的
物质 A 被还原。

分分解的葡萄糖分子中获取电子，并将它们带到线粒体膜。在那里，
这些电子将参与生成 ATP 的主要反应。NAD 和 FAD 是电子载体，
不仅用于葡萄糖代谢，还用于蛋白质和脂质的代谢。我们将在以后的
章节中详细介绍。

　　NAD 和 FAD 是在我们体内使用烟酰胺（维生素 B_3）和核黄素
（维生素 B_2）作为化学结构单元形成的化学物质。维生素是我们体
内某些功能所必需的分子，但我们无法自行产生，必须通过饮食获
得。大多数饮食健康、多样化的人并不缺乏生成 NAD 和 FAD 所需
的维生素。既然你知道了这一点，你就不必跑去药房购买维生素片

了。在现实情况中，除了医疗专业人员可以确定的特定需求外，维生素补充剂不会带来任何健康益处，在某些情况下甚至可能对你的健康造成伤害。

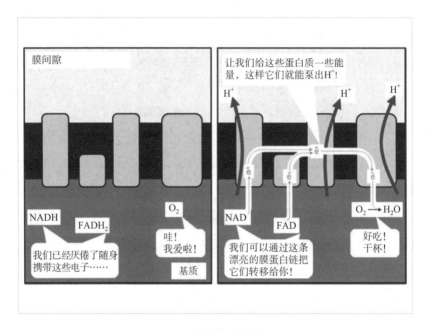

图 4‑3　线粒体内膜电子流

注：氧化和还原作为线粒体内膜电子流的来源。在这幅图中，电子从电子载体 NAD 和 FAD 中通过膜内运输链的蛋白质流向氧分子，将能量从流动的电子转移到这些蛋白质，使它们将质子（H^+）从线粒体内部泵送到膜间隙，形成电化学梯度，为 ATP 生产储存能量。NAD 和 FAD 因此被氧化并循环利用，在克雷布斯循环中吸收更多的电子，氧气被还原成水。

* * *

1960 年，通过对细胞中的化学产物进行定量测定，进行独立的化学转化和提出理论序列，揭示了大多数中心代谢途径。当时提出在已知细胞中存在的化学上可能的反应理论序列，测试这些理论以验证它们是否正确。我们现在已经完全了解所看到的葡萄糖代谢以及蛋白质和脂质的基本代谢。

只有一个非常重要的点还不清楚，那就是 NAD 和 FAD 在这些分子的代谢过程中收集的电子是如何在线粒体内产生大量 ATP 的。

已知 NAD 和 FAD 以其富含电子的还原形式与线粒体膜相互作用，其中它们的电子通过膜中的一系列成分转移到这些电子在我们代谢中的最终目的地——氧气。我们每天需要大约 500 L 氧气，我们从空气中吸入氧气，以便我们体内的线粒体利用氧气来接收电子，从而产生能量。线粒体不断地减少氧气，我们吸入水分子，并通过尿液、汗液或呼吸排出。没错，线粒体在产生能量的同时还会制造水！但它未能满足你的需要，这就是为什么你还必须喝水的原因。由线粒体产生的水量也不是微不足道的（每天 250～300 mL）。线粒体实际上是非常干净的"电池"，它们内部氧化还原反应的产物是对生态环境友好的水。

直到 1960 年，人们才知道 NAD 和 FAD 会将电子带到线粒体膜，并将这些电子转移给氧气并生成水。人们还知道这些反应会释放能量，而能量又以某种方式与线粒体膜内 ATP 的产生相结合。我们所说的"耦合"，指的是将氧气还原为水，以某种方式联系在一起并产生 ATP 的过程。科学家在实验中发现，如果没有氧还原反应，就不会产生 ATP。如果 ATP 生产停止，氧还原反应也会受到强烈抑制。这两个过程耦合的事实意味着它们通过某种代谢现象联系在一起，该领域的每个研究人员都在寻找促进这两个过程之间耦合的因素。之前，所有 ATP 产生以及所有代谢耦合过程都是通过分子连接的。为此，研究人员正在寻找一种高能分子，将氧对 NAD 和 FAD 的氧化与线粒体中 ATP 的产生联系起来。由于代谢中的许多高能化合物都具有磷酸盐链接（包括 ATP 本身），所以这种难以捉摸的化合物被昵称为～P（读作"波浪线 P"），是一些带有磷酸盐的未知化学实体。每个人都在寻找～P，因为这是能量代谢中最后一个模糊的核心步骤。描述这些步骤可使我们对我们所吃的所有食物的分子降解过程有一个完整的了解。没有人能找到～P。如果这种分子在我们细胞产生能量的过程中如此重要，那为什么它无法以某种方式被检测到呢？

后来，一位才华横溢但有些古怪的科学家彼得·米切尔（Peter Mitchell）提出了一个非常激进的想法：如果线粒体中 NAD 和 FAD 氧化与 ATP 生成之间的联系不是一个分子，而是线粒体膜上的一个电场梯度（或正负电荷的差异），结果会怎样？如果因为每个人都在寻找一种化学物质，而不是寻找其他存储能量的方法（如电化学梯度），因此无法找到～P，那我们应该怎么办？

1961 年，他在著名的科学杂志《自然》上发表了一篇论文，阐述了这个非常激进的想法。[①] 很遗憾，他的想法并没有被立即接受。科学界发现这篇论文很难读懂（即使事后看来，以今天的知识，它仍然不容易理解）。这些想法也太不一样了，无法在那个时代的思维模式中被立即接受。更糟糕的是，这篇论文是彼得·米切尔独自撰写的，没有任何其他作者支持他。由于论文描写的内容与纯理论相关，没有任何实验来证明他有点前卫的理论（至少在当时是这样）。

米切尔也有点个性，但这也无济于事。他有着非常广泛的研究兴趣，从生命起源到新陈代谢，到建筑，再到人们如何更有效地沟通，几乎是无所不包。在发表那篇关于线粒体如何产生 ATP 的极具争议性的论文后不久，他离开了爱丁堡大学，后在康沃尔郡一栋经过修复的、名为格林之家（Glynn House）的宅邸中追求他其余的大部分科学兴

---

① Mitchell P. Coupling of phosphorylation to electron and hydrogen transfer by a chemi-osmotic type of mechanism [J]. Nature, 1961(191): 1448.

趣。这是一个私人实验室，由米切尔和他的同事詹妮弗·莫伊尔（Jennifer Moyle）管理的慈善基金会资助。米切尔的所有这些特征，加上他相当奇特且完全理论化的理论，使得化学渗透假说（他这样称呼它）很难让人接受。

线粒体中 NAD 和 FAD 的氧化通过跨膜电梯度与 ATP 合成耦合的想法直到几年后才被接受，通过实验反驳该理论的尝试基本上失败了，科学界开始慢慢地对这一假设敞开心扉。米切尔还得到了植物科学家雅各布·安德烈·贾根多夫的鼎力相助，他和其他许多人一样，最初对米切尔的想法不屑一顾。贾根多夫在描述自己第一次听米切尔演讲时公开承认自己的怀疑态度[1]："我对他的演讲不感兴趣，一点也听不进去，他们竟然允许这样一个荒谬和难以理解的演讲者进来。"后来，在米切尔亲自拜访贾根多夫之后，贾根多夫对米切尔的想法产生了兴趣，他尝试了解这个有争议的理论，并进行了一个关键的实验，证明在植物叶绿体内，叶绿体膜上的梯度可以促进 ATP 合成。不久之后，米切尔和莫伊尔也效仿并通过实验证明，即使在缺乏还原性 NAD 和 FAD 或氧气的情况下，在线粒体膜上产生的电梯度也足以合成 ATP。化学渗透理论在那时得到了充分的证明，但直到 1978 年才被科学界完全接受，而米切尔也因这一发现被授予诺贝尔化学奖。

如今我们能够理解，当电子被 NAD 和 FAD 带到线粒体膜时，会通过一系列电子转运蛋白（称为线粒体电子传输链），发生的氧化还原反应改变了传输链组件的结构，并允许这些组件从线粒体内部运输质子（带正电荷，H^+）到外部。它产生的能量类似于电池的能量形式，因为外面的正电荷质子被里面的负电荷质子吸引。膜不是质子可

① Jagendorf A T. Chance, luck and photosynthesis research: An inside story ［J］. Photosynth Res, 1998(57):215 - 229.

以轻易穿透的，这些质子必须回到线粒体内部，通过一种特殊的蛋白质——ATP 合酶。这种蛋白质（顾名思义）利用质子释放的能量产生 ATP，然后回到线粒体内部的负极。

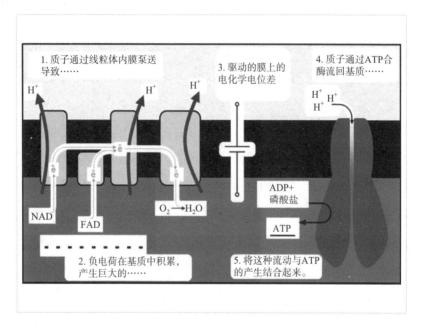

图 4-4　质子穿过线粒体内膜与 ATP 的合成

注：由于质子带正电荷，由 NAD 和 FAD 的氧化以及氧的还原驱动的质子从线粒体内部到外部的运输促进了跨膜电荷的分离。泵出的质子被线粒体核心的负电荷吸引。它们可以通过分子机器——ATP 合酶来解决这个问题，这样它们就可以流回线粒体中以产生 ATP。

这意味着食物中的化学能通过食物的氧化（利用你呼吸的氧气）被释放出来，并在线粒体的细胞膜上产生电梯度（内部为负），这是另一种形式的能量。之后，这些能量通过产生磷酸键和 ATP 再转化回化学能。ATP 中的能量被整个细胞用于多种过程，包括运动、思考和制造新细胞材料。细胞电池（线粒体）为我们的生命提供动力。

* * *

乍一看，我们食物中分子的氧化是通过线粒体膜上的电梯度与ATP 的产生相关联，这个想法似乎是一个极其幸运的猜测。这是因为米切尔在没有任何实验证据的情况下假设了这种情况的发生。但实际上，他创造性地将他的假设建立在大量已知事实的基础上，而其他人则无法将这些事实拼凑在一起，并且他在最初出版的文章中详细讨论了这些事实。如果他是在"猜测"，那么至少可以说，这是一种经过深思熟虑的猜测，我们科学家更愿意称之为"假设"。

科学家们当时已经掌握的一项证据是，线粒体膜必须完好无损，才能允许 NAD 和 FAD 的氧化与 ATP 的产生发生耦合反应。线粒体膜破裂时，会发生氧化（通常通过跟踪一段时间内的耗氧量来测量），但不会产生 ATP，而且这些反应所产生的能量以热量的形式释放。膜必须保持完整才能产生 ATP，这一事实帮助米切尔形成了这样的想法：需要膜来分隔线粒体的内外部之间的某些东西。

实际上，导致线粒体 ATP 产生的反应都发生在线粒体膜内。这事非同寻常。我们之前看到的所有其他代谢途径都发生在水基细胞环境中，如线粒体内（克雷布斯循环）或细胞内部（发生糖酵解的细胞质）。而线粒体 ATP 是细胞膜内产生的，膜由不与水混合的脂质分子组成，并且仅占细胞体积的很小一部分。这再次证明这些膜对于ATP 的产生非常重要。

那么为什么膜很重要呢？如果膜仍然存在但破损且渗漏时，ATP合成功能就会丧失（如冷冻或用洗涤剂处理时产生的孔洞），那么一定是因为膜将某些对于 ATP 生产真正至关重要的东西隔离在了线粒体的内外之间。但是膜分离的这个"东西"是什么，米切尔也一定思考过……

最初的假设论文中讨论了膜分离的线索，它来自一种名为 2，4 -

二硝基苯酚的分子的作用，该分子有一段有趣的历史，涉及从炸药到减肥药，再到美国食品和药品监督管理局（FDA）现代运作形式的改变等方方面面。

2，4-二硝基苯酚是一种分子，纯化并干燥后变成黄色粉末，具有很强的爆炸性（约为 TNT 爆炸强度的 80%）。它还具有多种工业用途，包括生产染料、农药和木材防腐剂，而且可以以相对低廉的价格从化工公司大量购买。

20 世纪 30 年代初期（米切尔提出开创性假设的几十年前），斯坦福大学的一组研究人员注意到在使用 2，4-二硝基苯酚的工厂里的工人异常苗条，他们在实验室的老鼠和人类测试对象身上测试了这种化学物质对代谢的影响。这是在大多数实验室试验规则实施之前。因此，随机给受试者使用某种化学物质来观察他们的行为现在看起来很令人震惊。尽管他们的胆子很大。但当时的研究人员并没有做任何违法的事情，①② 他们发现，老鼠和人类在接受低剂量的 2，4-二硝基苯酚治疗时，结果是一样的：体温升高，"呼吸商"下降。"呼吸商"是一种代谢测量，用来衡量食物中有多少能量可以转化为体内的能量。如果呼吸商降低，食物中用于工作的能量就会减少，而更多的能量会以热量的形式被释放出来。这就解释了体温升高的原因。

这些结果解释了为什么接触 2，4-二硝基苯酚的工厂工人异常苗条——他们无法充分利用食物中的能量，并以热量的形式损失了部分能量，因此以脂肪的形式储存的能量较少。这也让研究人员想到这种化学物质可以用作减肥药物。当时他们不知道它是如何减少食物中能

---

① CuttingW C, Mehrtens H G, Tainter M L. Actions and uses of dinitrophenol promising metabolic applications [J]. A M A, 1933, (101): 193-195.

② Tainter M L, Stockton A B, Cutting W C. Use of dinitrophenol in obesity and related Conditions a progress report [J]. J A M A, 1933(101): 1472-1475.

量的使用并增加热量产生的。一年之内，该小组报告了 100 多人使用 2，4 -二硝基苯酚取得了出色的减肥效果。他们最初还报告说没有发现任何不良反应。

一种既便宜又简单的减肥方法迅速在美国传播。在一年内，斯坦福大学的同一个研究小组估计，可能有 10 万人在使用这种化合物，通常是在当地从工业粉末中制备的，作为自我用药，而不是研究志愿者，没有严格的剂量控制和监督。[①] 最初的支持者现在正式表示对 2，4 -二硝基苯酚的广泛使用感到担忧，因为对它的影响知之甚少。

他们的担忧有充分依据，因为在接下来的几年里出现了各种不良反应，从年轻使用者出现皮肤损伤和白内障，到为了更快减肥而服用高于推荐剂量的人都因过热而死亡。

1938 年，2，4 -二硝基苯酚的使用情况及其具有的减肥诱导剂的用途导致 FDA 的工作方式发生重大变化。在此之前，该机构只能对危险食品或药物发出警告，但不能控制它们的使用。他们对化妆品也没有管辖权，当时考虑的只是减肥药。从 1938 年起，FDA 宣布，2，4 -二硝基苯酚的所有使用（即使是在医学监督下）均是非法的，并将受到起诉，其广泛应用很快就消失了。但不幸的是，即使在今天，它也没有完全消失，医院里仍然会出现个别的中毒病例，主要是那些寻求快速减肥方法的人。问题是，虽然毒性很大，但它确实能快速减肥，也可以作为一种化学品被低价购买，从而促使人们进行危险的自我用药。

* * *

但 2，4 -二硝基苯酚为何能如此有效地促进减肥，有时甚至会致

---

① Parascandola J. Dinitrophenol and bioenergetics: an historical perspective [J]. Mol Cell Biochem, 1974(5): 1 - 2.

人死亡呢？米切尔推测，这与以下事实有关：由于其化学特性，该分子在携带额外质子（质子化）时和不携带额外质子时都可以通过细胞膜。因而它为线粒体外部的质子返回内部提供了一条途径。该途径不是 ATP 合酶途径，因此并未产生 ATP，而是以热量的形式耗散掉质子梯度中的能量。

从本质上讲，2，4-二硝基苯酚会促进线粒体电池机制的短路，浪费分解食物产生的能量，从而减少可用于产生脂肪的多余能量。这种短路机制被称为线粒体解偶联，导致 NAD 和 FAD 的氧化不再与 ATP 的合成紧密关联。

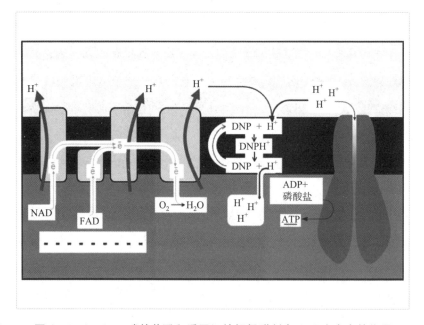

图 4-5　2，4-二硝基苯酚和质子运输解偶联剂在 ATP 生产中的作用

注：作为线粒体内膜中可结合质子的高度可溶性分子，2，4-二硝基苯酚会产生质子流分流回线粒体核心，偏离其通过 ATP 合酶的通常路径，从而消除为 ATP 合酶提供燃料的能量。

　　如今，已知的许多解偶联分子都具备一种特性，即能够携带质子穿过膜，这使得它们能够进入线粒体，同时规避 ATP 的生成过程。一些自然解偶联途径在线粒体中也有描述，我们稍后讨论肥胖代谢时会谈到。

＊　＊　＊

　　我们现在知道，线粒体确实是细胞的电池。它们有正负两面，可以为 ATP 的产生提供燃料，而 ATP 是我们化学能源的主要来源。但是，只有当我们观察到在线粒体内合成 ATP 的蛋白质，了解它们如何利用电化学梯度来完成这一过程时，我们才能说我们对线粒体工作原理的理解是完整的。ATP 合酶可以说是生物学中最美丽的蛋白质。

　　你可以在图 4-6 中看到 ATP 合酶的蘑菇状结构，这是一个结构的放大图，我们所有人的线粒体内都有数百万个单分子。这里的结构来自大肠埃希菌，实际上这并不重要，因为 ATP 合酶在从细菌到人类的所有生物体中具有几乎相同的结构。ATP 合酶存在于目前地球上所有的生命形式中。据此推测，它已经存在于当今世界上所有生命形式的最后一个普遍共同祖先（昵称卢卡）中。它应该是生命的核心分子。

　　那么，除了产生我们所使用的几乎所有化学能之外，这种蛋白质还有什么特别之处呢？为什么科学家对这种特殊蛋白质的结构如此着迷？因为它一圈一圈地旋转，每秒旋转约 130 圈！蛋白质的底部（位于线粒体的膜内）和蘑菇状分子的"柄"部分不断地转动，回应穿过它的质子，就像汽车的车轴一样。正是这种旋转改变了其结构性质，并使"蘑菇帽"的顶部能够合成 ATP。

　　ATP 合酶本质上是一个类似于微型发动机的分子机器。它大约在 $45\,\mu m \times 20\,\mu m$ 的范围内。这意味着你必须将5 万个这样的分子并

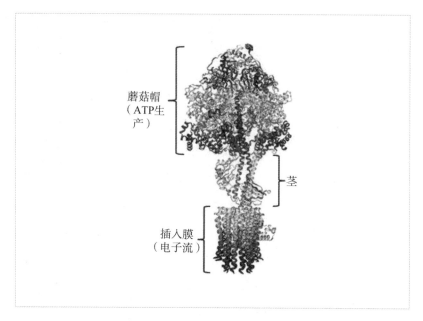

图 4-6 ATP 合酶的分子结构

注：底部显示的蛋白质部分插入线粒体膜中，质子穿过它进入线粒体。顶部的蘑菇帽状部分位于线粒体内部，是 ATP 生成的地方。底部和中间（"茎"）部分可以旋转。

排排列才能得到只有 1 毫米宽的结构。这确实是一个非常小的电机。然而它不断地转动，并消耗线粒体电池系统的电能。这种蛋白质的这种特性非常独特，许多科学家正在研究如何探索这一自然奇迹，以制造非常小的纳米机器。

保罗·波耶尔（Paul D. Boyer）和约翰·沃克（John E. Walker）发现了 ATP 合酶的工作方式，他们也因此获得了 1997 年诺贝尔化学奖。波耶尔博士的工作始于 20 世纪 50 年代，他深入研究了 ATP 合酶作为酶的特性。他不仅详细阐述了它实际上是如何产生 ATP 的（这对于本书的目的来说有些复杂），还提出了一个令人惊讶的观点，即它的结构中有 3 个不同的部分，它们以交替方式进行物理旋转（每个结构在每个特定的旋转点都有特定的属性）。即使当时尚没有建立蛋白质三维模型的技术，波耶尔博士对酶如何工作的仔细研究使他清楚地认识到酶的功能涉及一种可转动的蛋白质。他甚至将 ATP 合酶称为 "分子机器"，① 他很幸运能够在科学界生活和工作很长时间，他的工作最终被蛋白质的结构分析所证实。波耶尔博士于 2018 年去世，去世时距离他的百岁生日还有 2 个月，他不仅阐明了 ATP 合酶的工作原理，还阐明了大约其他 20 种酶的工作原理。

沃克博士于 20 世纪 80 年代开始研究 ATP 合酶，确定了酶的结构，其中包括了解组成酶的原子的空间组织。这是一个科学挑战，因为这种蛋白质的体积很大（相对于其他蛋白质），而且它的一部分位于膜内，这使得确定酶结构变得更加困难。当他解决了结构问题后，波耶尔博士所描述的酶行为的原因立即变得清晰明了。它确实会旋转的事实通过它的形状得到完美的说明，其中中心茎在蛋白质的 "蘑菇帽" 内改变了位置。这些结构有助于在原子水平上进一步了解蛋白质的工作方式。

在成为诺贝尔奖获得者 20 多年后，沃克博士仍然是剑桥大学线粒体生物学中心的名誉主任，也是一位活跃的科学家，仍在研究产生 ATP 的系统结构。他的研究机构用乐高积木制作了一个巨大的三维 ATP 合酶模型来做装饰品，这个模型比实际的 ATP 合酶大 5 000 万倍。② 这有多酷啊！

* * *

我们现在已经知道什么是线粒体。它们为细胞提供能量，充当细胞内电池。它们通过使用碳水化合物（以及我们将在后面看到的其他

---

① https：//www. nobelprize. org/prizes/chemistry/1997/press-release/

② http：//www. maxlilley. com/portfolio/lego-exhibition-design/

分子）中的运输分子 NAD 和 FAD 收集的电子来实现这一点，并使这些电子与我们呼吸的氧气发生反应，生成水。在促进这些氧化还原反应时，线粒体在其膜上产生内部负电、外部正电的电场梯度，从而促进 ATP 的产生。ATP 由 ATP 合酶产生，ATP 合酶是一种旋转酶，允许被线粒体内部负电荷吸引的质子通过其茎进入。这会产生能量使酶转动并引发产生 ATP 的化学反应。

具有电池特性和旋转特性的蛋白分子发动机的细胞部件能产生多少 ATP 呢？答案简直令人难以置信——和你的体重大致相同，而且每天都是如此。这怎么可能呢？这当然是可能的，因为每个 ATP 分子都会分解为 ADP 和磷酸，然后在一天中多次重新合成，而产生的所有分子的总和就是你的体重，但这些分子显然不会同时存在于你体内。

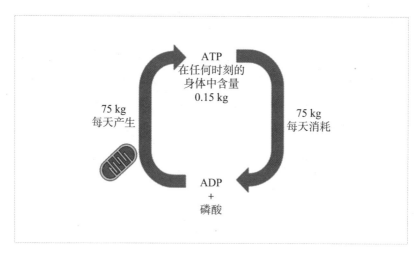

图 4-7 ATP 的产生和消耗

注：ATP 每天都保持均衡。虽然我们每天用来维持生命的 ATP 的数量巨大，但在任何时候，我们体内的实际 ATP 库很小，它们不断以非常高的速率循环利用。这只能通过线粒体的极端活性和效率来维持。

　　我们每天产生如此多的 ATP，这一事实说明了这种分子作为我们赖以生存的所有能量来源的重要性。ATP 不仅由碳水化合物产生，还可由其他类型的分子产生。现在我们将了解脂质（脂肪）代谢并产生大量 ATP 的方式。

第 5 章

脂质代谢

2010 年 7 月，一篇发表在科学期刊《科学》上的文章不仅引起了科学家的关注，而且引起了全世界的关注。① 这篇文章由克雷格·文特尔（Craig Venter）撰写，题为《由化学合成基因组控制的细菌细胞的创造》，之后该文章在非科学媒体上被转载，描述了第一个合成生命形式，即一种具有生命力和繁殖能力的实验室合成细菌。读者们憧憬于未来，不仅可以操纵生命，而且可以创造生命，而批评家则谴责这项工作具有潜在的危险性。在宗教方面的反对意见也相当强烈，有人甚至声称文特尔和他的团队在"扮演上帝"。②

"能做"和"应该做"之间的界限是有争议的，也是不断变化的，克雷格·文特尔无疑是一个有能力突破科学界限的人。在创造这种细菌之前，他提议通过与美国国立卫生研究院运行的人类基因组合作，采用不同的技术对人类基因组进行测序，且获得私人资金来完成这项工作。他于 2001 年与美国国立卫生研究院弗朗西斯·柯林斯（Francis Collins）领导的团队同步发表了完整的序列。他还领导了对

---

① Gibson D G, Glass J I, Lartigue C, Noskov V N, et al. Creationofabacterial cell controlled by a chemically synthesized genome. Science, 2010(329):52－56.

② https://www.theguardian.com/science/2010/may/20/craig-venter-synthetic-life-form

海洋中不同生物的 DNA 进行测序的项目（基本上是开始对海洋进行测序），并为实现个性化医疗启动了个人人类基因组测序（从他自己开始），以及许多其他突破边界的活动。

文特尔领导的研究小组在创建第一个实验室制造细菌基因组时，并没有被可能引发的争议所困扰，他们甚至用基因"水印"标记细菌的基因组，据说这是为了将其与原始生物区分开来。这个水印以编码字母的形式包含了所有 46 位贡献者的名字和一些引文。它还有一个秘密网址。访问该网址时，网页包含一封电子邮件。破译了细菌密码的读者可以向作者发送消息，证明他们确实破译了密码。

这个基因组中的秘密只会助长围绕这一成就的炒作。这是一项具有里程碑意义的壮举，许多新闻媒体将其描述为第一个人工合成的生命形式，但文特尔的团队从未声称创造了生命本身，而是将其描述为"创造了由化学合成基因组控制的细菌细胞"。换句话说，基因组是通过化学方法合成的，并控制着细菌细胞。然而，细胞本身并不是实验室制造的。相反，该小组所做的是生产一种非常大的由实验室制造的 DNA 分子，其中包含该细菌发挥作用所需的所有信息（以及"水印"信息）。然后他们将这种 DNA 放入预先存在的细菌细胞中。一旦进入细胞，实验室制造的 DNA 就能够控制细胞的功能并促进细胞分裂，这表明合成的 DNA 分子确实拥有维持和繁殖生命所需的所有信息。它只是无法独自创造一个生命体。

那么，为什么他们需要一个现成的细胞来将实验室制造的 DNA 放入其中，以便使其能够产生新细胞呢？尽管 DNA 包含产生所有蛋白质（以及新陈代谢中的控制分子）所需的信息，如同生命的蓝图显示出来的一样。但它们并不能独自完成所有的工作，还需要其他细胞的参与。其中之一，亦是生命中至关重要的一个，就是膜的产生。膜是将一个细胞与另一个细胞分开的脂质结构（稍后详细介绍）。它们存在于从细菌到人类的每一种生命形式中，并且对于将细胞和有机体彼此分开至关重要。我们知道膜中的脂质分子是如何形成的，今天的科学家们尚未找到如何在不使用现成的膜的情况下构建细菌膜（或任何活生物体的膜），这很有意思。我们只知道现有的膜是如何扩展和复制的。因此，与许多其他生物分子相比，我们对脂质在结构、功能和组织方面的了解仍然较少，但这并不意味着它们不那么重要，也不意味着它们的迷人程度会因此降低。

* * *

脂质（或脂肪）通常被视为新陈代谢的罪魁祸首，没有人愿意自己体内含有这种分子。但它们是细胞中不可或缺的分子，它们不仅储存能量供以后使用（如我们之前所见），而且还参与细胞中的许多功能。如果没有脂质，细胞就不可能存在。

脂质指的是一类生物分子，它们共同的特点是不溶于水。它们不能很好地与水相互作用，它们往往会与由溶解在水中的分子组成的其他部分分离。这使我们的细胞能够以甘油三酯的形式高效储存大量能量，甘油三酯是我们储存并被称为脂肪的三足蜘蛛形分子。但是还有另一个非常重要的成分是脂质——膜脂质，主要由被称为磷脂的分子组成。

磷脂的结构与甘油三酯相似，不同的是 3 条长碳链被取代（蜘蛛腿形状的部分），其中一条碳链被含有磷酸盐的结构取代（与我们之前看到的作为 ATP 一部分的磷酸基团相同——大自然倾向于在结构中重复自身，即使这些结构的功能完全不同）。磷酸盐是磷脂的组成部分，带有负电荷，具有亲水性，容易与水分子相互作用。而磷脂是一种两亲性分子，其结构中既包含疏水部分（2 条长碳链），也包含亲水部分（磷酸盐部分称为头基）。因此，如果将磷脂放入水中，它们往往会以这样的方式聚集：其头部与两个相对的磷脂层两侧的水相互作用，并且碳链在头基之间的空间中相互作用，以这样的方式不让水通过。换句话说，这些分子彼此相邻排列，在细胞的两个水基部分之间形成屏障。该屏障是一种生物膜，是所有细胞的重要组成部分。

我们已经了解了膜在线粒体中的重要性，它将正负两极分开，并使它们能够像电池一样发挥作用，产生能量。膜的作用远不止于此。它们将细胞的各个部分分开，并最终决定了细胞的内部结构和外部环境。细胞核周围有一层膜，这是储存 DNA 的部分，其中包含有关蛋白质产生的遗传信息。你可以将这种膜视为将蛋黄与蛋清分开的"薄膜"。鸡蛋是一个巨大的细胞，不需要显微镜就可以看到它的结构，而蛋黄就是它的细胞核。它通过膜与细胞的其他部分（蛋清）分开。

细胞也通过膜彼此分离。你可能已经注意到，鸡蛋的蛋壳内有第二层膜。这是细胞膜或质膜，它划定了每个单独细胞的区域。细胞之间的分离使得每个细胞具有不同的蛋白质、独特的代谢和特定的功能。它还通过在细胞周围创建一个超薄的无水屏障来保护每个细胞内的物质。

磷脂不仅保护单个细胞，还保护我们的整个身体。磷脂在我们皮肤的可见部分覆盖并保护我们的身体。我们的皮肤包含部分死亡细胞，而且脂质含量较高，其中包括许多磷脂，这些磷脂来自皮肤细胞死亡前的细胞膜。脂质使外界的水远离形成你身体其他部位细胞的水环境。这也是让你在淋浴或遭遇暴风雨时不会被溶解的原因。

所有细胞都有膜，而且我们吃的几乎所有东西都是（或曾经是）活着的，任何种类的食物都含有一定量的脂质。很明显，某些食物含有更多的脂质，比如积累了大量甘油三酯的细胞的食物。高脂食物包括动物脂肪或植物种子。

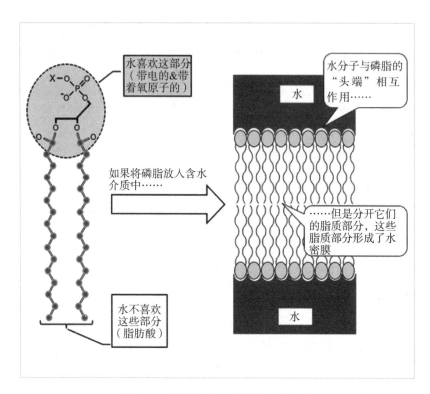

图 5-1 磷脂及其在膜结构中的作用

注：磷脂是类似圆柱形的分子，其大部分结构不与水相互作用，因此水分子往往会将它们推开。然而，在磷脂的一个尖端，有一小部分含有磷酸盐，水分子会被吸引。因此，磷脂被推向周围，使其与水相互作用的部分自发地面向水，而不喜欢水的大部分则被压缩在双层磷脂分子中。这就是膜的内部对于水、离子和其他可溶于水的物质非常不透水的原因。

食物中还含有另一种我们经常听到的脂质——胆固醇，它也是细胞膜的重要组成部分。

＊ ＊ ＊

胆固醇是另一种经常被误解的分子，它在人体中扮演着重要的角色。它是所有动物都具有的一种脂质，在维持细胞膜结构方面起着至关重要的作用，它与磷脂一起存在，维持细胞膜的稳定，使细胞膜不僵硬，正如现在我们看到的那样。它是一种膜成分，所以鸡蛋中存在的大部分胆固醇都在蛋白与蛋黄分离的那层膜内。这就是去除蛋黄会降低鸡蛋中胆固醇含量的原因。食用蛋清已成为一种流行的健康饮食趋势（尽管膳食胆固醇不会对你的胆固醇水平产生太大影响）。此外，胆固醇也是重要的前体分子，可以产生一些激素（包括雌激素、黄体酮和睾酮）和维生素 D。

胆固醇的重要性可以通过以下事实来说明：一个普通人每天合成约 1g 胆固醇，这比饮食合理的人摄入的胆固醇要多得多。如果你吃了一顿胆固醇含量高的饭菜，你的身体产生这种分子的速度就会减慢，以更好利用你摄入的外来胆固醇，从而保持体内的胆固醇总量恒定。换句话说，食物中的胆固醇被妖魔化为不健康的物质，但它改变你身体胆固醇水平的作用却远小于你自身产生的胆固醇。当然你的饮食中胆固醇含量非常高的情况除外。

含有胆固醇的食物完全是动物来源的食物，因为胆固醇是一种仅由动物大量产生的脂质。没有一种植物性食物含有胆固醇，因为植物有一种不同的分子——植物甾醇。它在植物膜中具有相同的作用，但不能被人类利用。如果你看到一瓶植物油或一桶人造黄油的文字介绍中自豪地宣称不含胆固醇，虽然该生产厂家的说法看似可信，但我们有必要对其宣传进行深入调查，因为这些产品本来就不含胆固醇。实验证明：植物甾醇（在牛油果、坚果和种子等脂肪植物产品中含量丰富）可以与你摄入的胆固醇竞争，导致对胆固醇的吸收减少。这些食物可能有助于降低血液中胆固醇含量高的人的胆固醇水平。

当你通过血液检测来测量胆固醇水平时，你通常会得到不同类型的胆固醇组合的结果，包括高密度脂蛋白胆固醇和低密度脂蛋白胆固醇，它们也分别被非正式地称为"好胆固醇"和"坏胆固醇"。胆固醇分子在所有情况下都是相同的，但高密度脂蛋白和低密度脂蛋白形式指的是这种胆固醇分子在血液中循环的方式。胆固醇与水不能很好地混合（这就是它作为脂质属性的原因），它在血液中与许多其他脂质分子以及将这些脂质保持在一起的特定蛋白质相关联。这些脂质-蛋白质结构被称为脂蛋白。

HDL是高密度脂蛋白的缩写，指的是一种富含蛋白质的脂蛋白，表明体内没有多余的胆固醇产生或消化吸收。这就是为什么这种形式的胆固醇在血液中被称为"好胆固醇"的原因。高密度脂蛋白水平的确与良好的心脏健康有关，尽管这也涉及很强的遗传因素。但你可以通过改变生活方式（如饮食、锻炼等）来提高高密度脂蛋白水平。

LDL是低密度脂蛋白的缩写，是一种将胆固醇从肝脏运送到全身组织的脂蛋白。血液中高低密度脂蛋白水平表明肝脏产生的胆固醇与身体其他部位使用的胆固醇不平衡。这种形式的胆固醇被称为"坏胆固醇"。高低密度脂蛋白水平与心脏和循环系统健康状况不佳有关。低密度脂蛋白作为胆固醇运输的一种重要载体，对人体具有重要的生理功能；因此，给这种脂蛋白贴上"坏胆固醇"标签是相当不公平的——你的身体需要低密度脂蛋白，但不需要太多。

有些人的循环低密度脂蛋白胆固醇水平非常高，因为他们的肝脏产生胆固醇，能够将其包装为低密度脂蛋白并将其正常送入血液，但缺乏在非肝细胞中吸收这种胆固醇所需的蛋白质。所有细胞都能产生胆固醇，但许多细胞依赖肝脏来产生所需的大量胆固醇。外周细胞无法有效吸收肝脏产生的胆固醇，这会产生两个问题：一是每个细胞现在都必须产生自己的胆固醇，这会给这些细胞带来压力[1]；二是低密

---

① Oliveira H C, Cosso R G, Alberici L C, et al. Oxidative stress in atherosclerosis-prone mouse is due to low antioxidant Capacity of mitochondria [J]. FASEB J, 2005 (19)：278 – 280.

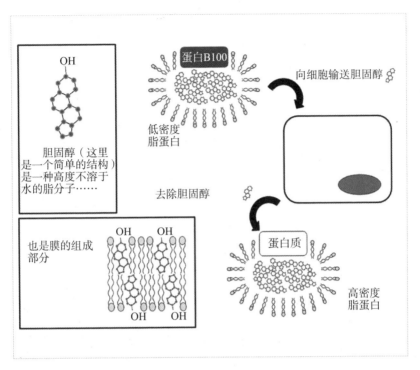

蛋白B100

向细胞输送胆固醇

低密度
脂蛋白

去除胆固醇

蛋白质

高密度
脂蛋白

OH

胆固醇（这里
是一个简单的结构）
是一种高度不溶于
水的脂分子……

也是膜的组成
部分

OH   OH

OH   OH

图5-2　胆固醇及其在血液中的不同"运输包裹"

注：胆固醇是一种高度不溶于水的分子，它参与构成细胞膜的结构，同时也是许多激素和胆盐的前体。它通过脂质和蛋白质的复杂聚集体（称为脂蛋白）进出血液中的细胞。为细胞提供胆固醇的脂蛋白被称为低密度脂蛋白，而去除胆固醇的脂蛋白被称为高密度脂蛋白。

度脂蛋白胆固醇被产生但没有被利用，因此低密度脂蛋白在血液中的含量仍然很高。这种情况与动脉损伤和心脏健康状况不佳有关。对于这种家族性高胆固醇血症（血液中低密度脂蛋白胆固醇高的遗传易感性的一个奇特名称）患者来说，现在已有很有效的药物，这一点值得患者庆幸。它们的作用是抑制肝脏中胆固醇的产生，防止低密度脂蛋白的积累。由于大多数胆固醇是在我们体内产生而不是摄入的，因此这些药物通常比限制食物中的胆固醇更有效。

* * *

　　我们已经了解什么是甘油三酯、磷脂和胆固醇。现在，我们需要了解脂质的最后一个特征，然后才能了解食用它们时会发生什么。我相信你听说过饱和脂肪酸、不饱和脂肪酸和反式脂肪酸。让我们了解一下这些术语的含义。

　　饱和、不饱和、反式这些术语是指许多脂质（包括甘油三酯和磷脂）所具有的长碳链结构。这些相互连接的长串碳分子被称为脂肪酸，这是因为它们来自脂肪，且当与它们所来的其他分子分离时具有酸性特征。脂肪酸并不完全相同。碳和碳链上负载着碳链所能容纳的最大数量的电子和氢，这些被称为饱和脂肪酸。甘油三酯中的饱和脂肪酸链在空间上非常灵活，碳之间的单个化学键可以轻松弯曲。这使得这些链非常紧密地堆积在一起，并使这些脂质在室温下更加致密。富含饱和脂肪的脂质是固体，包括动物脂肪（如猪油）和黄油。

　　一些脂肪酸在碳原子之间具有一个或多个双键，这意味着它们是不饱和的（这个术语暗指这些分子如果饱和的话可以容纳更多的电子）。碳原子之间的双键在脂肪酸结构的长链中产生扭结，该扭结不会像单键那样在空间中移动。结果是不饱和脂肪不能紧密地堆积在一起，因此在室温下呈液态。例如，植物油。

　　一些在我们体内无法形成的不饱和脂肪酸具有双键，它们对我们细胞的膜结构的形成非常重要，如 ω 脂肪酸。这些脂质必须通过食用才能获得，它们存在于许多食物中，如鱼、坚果和种子里。

　　从技术层面上讲，反式脂肪酸也是不饱和脂肪酸，因为它们碳原子之间有双键。然而，这些双键并不是自然界中最常见的顺式构型。相反，它们是反式的。顺式和反式是分子中双键在结构上不同位置的名称。自然产生的反式脂肪酸很少，但植物油的工业加工（氢化）（如人造黄油的生产）会产生大量的反式脂肪酸。反式构型在我们的饮食中是一种特殊的构型，因为这种双键不会使碳链扭结，而是使其保持笔直且位于一个位置。这意味着反式脂肪酸可以很好地组合在一起，这就是人造黄油比植物油更坚固的原因。反式脂肪酸在自然界中很少见，因此我们代谢这种化学键的能力也非常有限。这意味着一旦你吃了这些脂肪，它们往往会比其他种类的脂肪在你体内停留更长的时间。

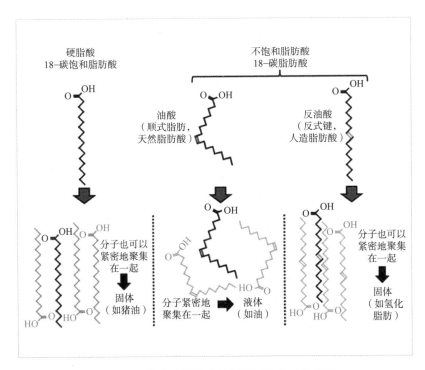

图 5-3　脂肪酸及其在不同脂质结构中的作用

注：根据碳原子在脂肪酸链中连接在一起的方式，这些脂肪酸被分类为饱和脂肪酸或不饱和脂肪酸。在不饱和化合物中，自然界中最常见的类型具有顺式键，它使碳链弯曲并使其松散堆积，从而成为液体。人工生产的反式不饱和脂肪酸则没有这些弯曲，所以是固体。脂肪酸是我们之前见过的脂质的组成部分，如甘油三酯和磷脂。

事实证明，摄入大量反式脂肪酸与低密度脂蛋白胆固醇水平升高和心脏健康状况不佳有关。目前反式脂肪酸摄入水平再低都是不健康的，最好避免食用含有高浓度氢化油的加工食品。在较小的程度上，饱和脂肪酸会增加低密度脂蛋白，对心脏健康不利（当过量时，但适量是好的），而不饱和脂肪酸通常利于保持良好的心脏健康（但也比蛋白质或碳水化合物含有更多的热量，因此要注意避免过量）。

* * *

吃碳水化合物会让你快乐，因为我们有来自碳水化合物的味觉感受器，并且进化到能感知到它们是美味的。脂肪也会产生类似的效果。除了因为气味和质地而喜欢吃含脂肪的食物外，人类还进化到将脂肪视为一种味道（尽管这种味觉感知的确切机制仍在研究中[①]），并享受脂肪的味道。这当然很重要，因为脂肪是我们饮食的重要组成部分。饮食中缺乏脂肪会导致你缺乏脂溶性维生素（如维生素 A、D、E 和 K）和其他必需营养素，包括 ω 不饱和脂肪酸。与碳水化合物一样，脂肪的问题不在于摄入这些营养素，而在于摄入过量。

同样，我们喜欢吃脂肪（因此有时会吃太多）的原因是由进化决定的。虽然过量摄入脂肪不利于我们追求的长期健康生活，但短期脂肪摄入具有作为重要能量来源的直接优势。1g 脂肪的能量（卡路里）大约是 1g 碳水化合物或 1g 蛋白质的 2 倍。这意味着，当我们的祖先获得高脂肪食物时，他们具有很大的能量优势，因此吃这些食物有助于他们生存。今天，当许多人的食物过剩时，我们的味蕾和大脑就会与我们作对，经常刺激我们吃更多的脂肪。

---

① Liu D, Archer N, Duesing K, et al. Mechanism of fat taste perception: Association with diet and obesity [J]. Prog Lipid Res, 2016(63): 41 – 49.

我们喜欢吃含脂肪的食物，但吃含脂肪食物的行为本身也会改变我们对脂肪的反应方式。从短期来看，高脂肪食物会改变食物通过胃和肠道的速度，使其减慢。胃和肠道中存在的脂肪还会在胃和肠道中释放特殊的激素，这些激素在血液中循环并控制大脑内的饥饿感。这会给你带来更强烈的饱足感，并减少你近期吃的食物量。

从长远来看，吃高脂肪食物会让你对所吃食物的摄入量产生不同的反应。科学家们仍在努力了解其背后的机制，但长期摄入大量脂肪似乎会使你的饱腹感反应不太准确。这意味着当你应该感到饱时，你将不再有饱腹感，因此会更频繁地感到饥饿。更饥饿通常意味着吃得更多，而更多的食物通常会导致体内积累更多的脂肪。

高脂肪食物的味道不仅取决于你所吃的食物，还取决于遗传因素，包括你所拥有的味觉感受器的类型。许多研究已表明，口味偏好似乎在一定程度上是在家庭中遗传的，同卵双胞胎具有相同的遗传信息，而且往往比异卵双胞胎有更多相似的食物偏好，异卵双胞胎有着相同的成长经历，但没有相同的 DNA。[①]很遗憾，喜欢高脂肪食物的遗传倾向与肥胖的发生之间存在关联。这又是一个由进化决定的特征，但最近随着全球粮食供应量的增加，这一特征开始对我们不利。

* * *

唾液中含有少量的可分解脂质的脂肪酶。与碳水化合物一样，脂质是从口腔开始被消化的。我们体内的大部分脂肪酶是由胰腺产生的，并随着食物被运送到小肠里，这意味着食物虽然首先通过口腔、食管和胃，但大部分脂质的消化是发生在食物最终到达小肠之后的。

---

① Reed D R, Bachmanov A A, Beauchamp G K, et al. Heritable variation in food preferences and their contribution to obesity [J]. BehavGenet, 1997(27):373－387.

脂肪酶是分解脂质的酶，与水不能很好地混合，但这些酶却是水溶性的。这表明脂肪酶只能在食物中的脂肪球表面起作用。为了解决这个问题，你的小肠还会收集胆盐，这些胆盐是由肝脏以胆固醇为前体产生的，并保存在胆囊中，直到它们到肠道中才被释放。这些盐的作用就像清洁剂，将脂肪球分解成更小的液滴，并帮助它们具有更大的与水相互作用的表面，以帮助脂肪酶更好、更快地分解它们。这就是为什么医生要求患有结石和炎症等胆囊问题的人在胆囊手术切除后不要吃含有大量脂肪食物的原因。胆盐在没有胆囊的情况下无法储存所需的量以帮助分解脂肪，因此脂质也就无法被大量消化。

脂肪不需要被分解太多就能被我们的肠道吸收。大多数的脂质都是甘油三酯，它们被分解成三部分：两条脂肪酸链本身（游离脂肪酸），另一条脂肪酸链与甘油连接，甘油用于将这 3 条链维系在一起。尽管它们仍然是大分子，每个分子有 10～20 个碳原子，但它们可以被吸收。它们基本上不溶于水，因此更易溶于我们肠道的膜脂中。同理，我们吃的磷脂只需分解成脂肪酸，而胆固醇则可以完全不分解而被吸收。

从食物中吸收脂肪的肠道细胞将这些脂肪以脂蛋白的形式"包装"起来，这些脂蛋白被称为乳糜微粒。乳糜微粒与我们在讨论血液中胆固醇运输时看到的脂质运输包的形式相同，只是体积更大一些。乳糜微粒先由淋巴管（运输至血管的另一种形式）收集，然后由较大的血管收集。乳糜微粒在体内循环，其中的脂肪可以被各种不同的细胞收集。在最终的细胞目的地中，脂肪可以立即作为能量来源被利用。或者最常见的是，作为甘油三酯储存起来供以后使用。我们食物中的大部分脂质储存都发生在我们的脂肪细胞或脂肪储存细胞内。

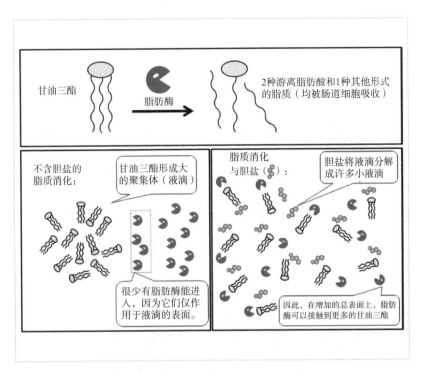

图 5-4 脂肪酶、胆盐和脂肪的消化

注：脂肪酶是将脂肪分解成脂肪酸，然后被肠道吸收的酶。胆盐充当洗涤剂，大大增加脂滴的表面积，从而增加水溶性脂肪酶与其脂质底物的接触。

从这个描述中，你可能会注意到，你摄入的脂质和细胞中积累的脂肪之间并没有发生大量的代谢转化。脂肪分子的一般结构保持不变。当代谢转化较少时，能量以热量形式释放的化学反应就越少，这意味着你所吃食物中的能量损失就较少，而消耗的能量则较多。这也意味着你可以使用更多来自脂质的能量。再加上每克脂质比碳水化合物或蛋白质含有更多的热量，因此很容易理解为什么过量摄入脂肪是一种有效的增肥方式。

但是，你摄入脂肪的事实并不足以决定你会积累多少脂肪，以及你会分解和使用多少脂肪。胰岛素（吃东西后释放的激素，尤其是碳水化合物)、胰高血糖素(一种当你一段时间不吃东西时循环的激素)和肾上腺素(当你害怕或锻炼时释放的激素)等激素也会影响这些脂质的积累或分解。我们稍后会详细讨论这个问题,但现在我们只需要说,当胰岛素存在时,你会储存脂质。所以把多余的脂肪和糖一起吃,这会释放大量的胰岛素,比如像吃冰激凌和甜甜圈这样的美食是很有效的增肥方式(但你早就知道了,对吧?)

我们现在知道食物中的脂质是如何在我们体内变成脂肪的。接下来,我们将看到脂肪如何被分解,并以 ATP 的形式为我们产生大量的能量。

＊ ＊ ＊

当分解脂质的特定酶受到激素刺激时,我们细胞中的脂滴就会被分解。确切地说,我们细胞内分解这些脂质的酶被称为激素敏感性脂肪酶。激活这种酶的激素是胰高血糖素(饥饿激素)和肾上腺素(促使你"保持警惕并快速行动"的激素)。通过分解脂质,这些激素可确保我们的细胞在我们最近没有进食或需要保持警惕并快速采取行动时有能量生存。

被激素敏感性脂肪酶分解的脂滴遍布我们的全身,但主要存在于两个组织:肝脏和脂肪细胞。我们之前看到,这是从碳水化合物产生甘油三酯(脂肪)的两个主要场所。不巧的是,这些也是甘油三酯的主要储存场所,在你饥饿或害怕时就会被使用。

激素敏感性脂肪酶将脂质分解为甘油分子和 3 个游离脂肪酸。甘油用于能量,但与甘油三酯的其余部分相比相当小,因此也不太重要。脂肪酸可以在产生它们的细胞内被分解以产生能量,可以在血液中移动,直到细胞吸收它并将其用作能量来源,这是脂肪组织中储存的脂肪最常见的情况。脂肪酸出现在你的血液中,可以在常规血液检查中被检测到。当你饥饿或害怕时,脂肪酸的水平就会增加。

一旦进入使用脂肪酸作为能量来源的细胞内，脂肪酸就会进入线粒体，在那里被氧化生成 ATP。这是分步骤发生的，其中一些我们已经看到了，脂肪酸氧化涉及一些与碳水化合物氧化相同的步骤。

脂肪酸氧化产生能量的第一步称为 β 氧化，将脂肪酸组成的长直链碳分解成较小的双碳分子。脂肪酸由一长串碳原子组成，在人体内通常有 12～20 个碳原子。β 氧化作用会分解这些碳链，一次脱去 2 个碳，并在这 2 个碳上添加 1 个辅酶 A 分子。这就形成了我们已经见过的分子——乙酰辅酶 A。这意味着脂肪酸代谢产生与碳水化合物代谢完全相同的双碳产物。由脂肪酸产生的乙酰辅酶 A 遵循与碳水化合物产生乙酰辅酶 A 完全相同的路径：它进入克雷布斯循环，其中电子被电子传输分子 NAD 和 FAD 除去。之后电子被转移到线粒体膜内的氧气中，通过氧化磷酸化作用产生 ATP——所有这一切都是通过我们之前看到的相同熟悉的途径发生的。

因此，脂肪酸的特定途径是 β 氧化，或将脂肪酸分解为乙酰辅酶 A。β 氧化增加了脂肪酸的额外能量，从脂肪酸中每次去除 2 个碳原子也涉及氧化，并由 NAD 和 FAD 收集电子。这意味着脂肪酸代谢产生的大量电子进入线粒体膜，消耗大量能量来产生 ATP。脂肪酸和一般的脂质都具有高能量。典型的脂肪酸产生的 ATP 量大约是葡萄糖分子产生的 ATP 量的 4 倍。这是可能实现的，因为脂质富含电子，可以比碳水化合物还原更多的 NAD 和 FAD 分子。

总之，甘油三酯被激素刺激的脂肪酶分解为脂肪酸，这些脂肪酶可以在血液中通过循环到达需要能量的细胞。在该细胞内，脂肪酸分解成多个乙酰辅酶 A 分子，产生还原的 NAD 和 FAD。乙酰辅酶 A 也在克雷布斯循环中被分解为二氧化碳，产生更多的还原 NAD 和 FAD。减少的转运蛋白将电子送入线粒体膜，在那里大量产生 ATP，因为有大量可用电子。简单地说，你燃烧了脂肪。

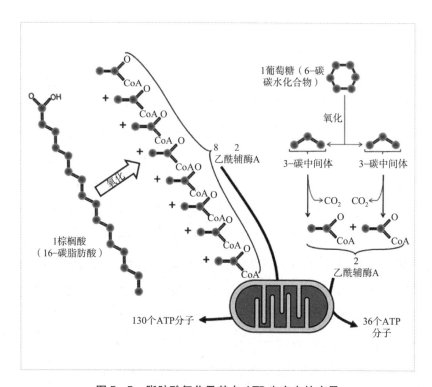

图 5-5　脂肪酸氧化及其在 ATP 生产中的产量

注：典型的 16 碳脂肪酸分子棕榈酸的氧化会导致形成 8 个二碳乙酰辅酶 A
分子，这些分子可以进一步代谢产生 ATP。同时，6-碳葡萄糖分子的氧化仅
产生 2 个乙酰辅酶 A，因为 2 个碳以二氧化碳的形式丢失了。

　　虽然大多数组织都会经历这个过程来完全分解脂肪酸，但肝脏的
作用略有不同，这再次证明了它的利他功能。肝脏产生酮，这是我们
细胞的另一个重要能量来源，也是我们接下来要关注的分子。

＊　＊　＊

　　生酮饮食目前非常流行。生产厂家承诺这些食品可以治愈你能想
象到的所有疾病，并让你变得更苗条、更强壮、更聪明、更长寿。市
面上出售的各种特殊保健品，声称可以让你的身体在食用这些食物后

表现得更好，或者自行诱导出生酮状态。这有用吗？如果有用，原理是什么？酮到底是什么？

　　与大多数（如果不是全部）时尚饮食一样，我们很遗憾地声明，生酮饮食的炒作并不符合事实。饮食包括各种形式的严格的碳水化合物限制和高脂肪摄入，我们很快就会看到，这些条件会增加酮的产生。围绕这种饮食干预的流行似乎始于一项真正的科学发现，即对药物反应不佳的特定癫痫发作患者群体可以通过生酮饮食获得一些益处。这种时尚也可能源于这样一个事实：低碳水化合物饮食往往会导致体重减轻（我们稍后会更详细地看到）。然而，这种趋势忽略了最重要的一点，那就是并不是每种减肥方式都是可取的，也不是健康的，同时也忽视了这样一个事实，即对特定疾病有积极作用的饮食干预并不一定是对任何人或每个人都有好处。

　　那么酮到底是什么？为什么吃大量脂肪而不吃碳水化合物会让我们产生更多的酮？当肝脏通过 β 氧化将脂肪酸分解为乙酰辅酶 A 时，就会产生酮。肝脏没有进一步分解产生的乙酰辅酶 A，而是在为其他器官提供能量的利他功能中，将两个乙酰辅酶 A 连接在一起，产生四碳分子（乙酰乙酸和 β-羟基丁酸酯），统称为酮。然后酮从肝脏释放到血液中，并且可以很容易地进入许多其他器官，因为它们是水溶性的（而脂肪酸则不是）。在其他器官中，它们被重新转化为乙酰辅酶 A，进入克雷布斯循环并为该细胞生成 ATP。原则上，酮是一种肝脏输出产物，可以被其他器官用作便捷的能量来源。尽管酮对我们身体的许多其他器官都很有用，如大脑，但骨骼肌和心脏才是使用肝脏"捐赠"的酮的最主要器官。在禁食条件下（当我们燃烧脂肪时），血液中含酮是正常的，是我们体内能量来源的生理调节的一部分。

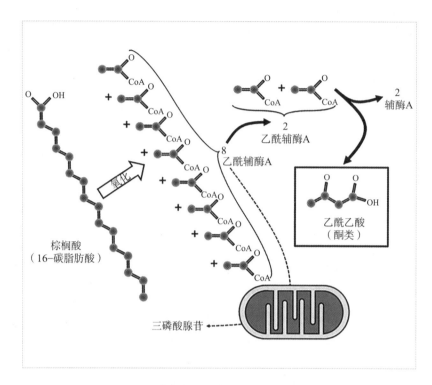

图5-6　肝脏中的酮生成及其被其他器官的利用

注：酮是由肝脏中的脂肪酸产生的，脂肪酸的不完全分解会重新生成乙酰辅酶A分子，然后缩合成酮。

　　如果饮食中碳水化合物含量很低，人就会限制胰岛素的产生（稍后会详细介绍），同时保持胰高血糖素（饥饿激素）的高水平。如果你在同样的情况下食用大量的脂肪，你就会刺激大量的脂肪代谢，既可以通过提供脂肪，也可以通过促进刺激这种新陈代谢的激素状态来达到目的。结果证明，通过几乎不吃碳水化合物而只吃大量脂肪，你会刺激肝脏产生大量酮。这就是生酮饮食的工作原理。

　　但是，酮是正常的、天然的代谢物（新陈代谢的产物）这一事实并不意味着它们一直都是好的，也不意味着通过饮食保持其高水平是可取的。事实上，一些非常不良的情况会涉及酮水平升高。糖尿病患者可能会出现酮症酸中毒，这是一种由于无法产生胰岛素而导致的危及生命的疾病（稍后详细介绍）。酮症酸中毒，即两餐之间酮含量超过正常水平，是一种医疗紧急情况，也可能发生在厌食症、一些遗传代谢病，甚至也发生在采用生酮饮食的健康人群中。

2004年，一名健康的40岁纽约女性因为严重的呼吸短促、恶心和呕吐而就医。[①] 检查发现，她的血液呈危险的酸性，酮水平非常高，但她没有糖尿病或代谢性疾病的病史或体征。当被问及病因时，她告诉医生，她自己一直在努力遵循不吃碳水化合物和只吃高脂肪含量的食物的饮食习惯（阿特金斯饮食），包括监测她尿液中酮的存在，发现在她减肥的一个月里，酮的含量大幅增加。

这名女性是医学文献中第一个报告的酮症酸中毒病例，该病例是一种危及生命的医疗紧急情况，仅由饮食引起，而没有代谢疾病。幸运的是，在急性酮症酸中毒稳定下来并被建议遵循更均衡的饮食后，她的身体情况完全正常了。然而，此后出现了其他酮症酸中毒病例的报告，并且也是以生酮饮食人群的医疗紧急情况出现的，表明这是一种可能的并发症，尽管它比较罕见。

即使患者没有因为生酮饮食导致的酮水平异常而被送进急诊室，这种饮食形式仍然可能有不太严重的并发症。我们以能量形式产生的酮是四碳分子，但它们可以自发失去1个碳并变成三碳分子，称为丙酮。丙酮是一种化学物质，在许多地方都可以找到，包括卸甲油，大量使用时可能会产生相当大的毒性。这是未控制的糖尿病患者或长时间未进食者呼吸中出现恶臭的原因。它是反应性的，这意味着它可以

① Chen T Y, Smith W, Rosenstock J L, Lessnau K D. A life threatening complication of Atkins diet [J]. Lancet, 2006(367):958.

与我们体内的分子发生反应并改变分子。生酮饮食中血液酸度的变化也可能导致组织受损。缺乏胰岛素和低血糖会导致意识混乱（"脑雾"）和肌肉减少。

通过完全减少饮食中的碳水化合物并摄入大量脂肪，你肯定会减肥，但是这些并发症值得吗？我们认为不值得。当我们讨论肥胖患者的新陈代谢时，我们会更多地讨论饮食干预以及它们如何影响你的身体。但首先，我们必须了解食物中发现的最后一组分子——蛋白质是如何代谢的。

第 白 章

蛋白质代谢

2016 年，蛋白质补剂是一个全球市场价值高达 124 亿美元的产业，考虑到它们对健康的影响。预计到 2025 年，它们的年增长率将超过 6%。[1] 这些补剂由不同的蛋白质或氨基酸（蛋白质的组成部分）组成，可促进肌肉生长和修复，预防关节疼痛，满足食欲，帮助减肥，创造完美的皮肤，以及其他各种健康益处。但它们真的有效吗？为了充分了解蛋白质补剂的作用和局限性，我们需要深入了解蛋白质的实质以及我们如何消化和利用它们。

* * *

蛋白质在生物体内无处不在。到目前为止，我们所了解的催化体内分子转化的酶都是蛋白质。许多激素都是蛋白质，它们在人体内扮演着至关重要的角色，它们参与了从代谢到免疫、运动和思维发育等各种生理过程。蛋白质之所以具有不同的功能，是因为它们可以具有许多不同的形状，因此具有非常不同的生化性质和用途。

蛋白质是基于我们 DNA 中的信息而产生的，由氨基酸序列组成，并排连接在一起，沿着一条链形成，因此氨基酸是蛋白质的基石。之

---

[1] https://www.grandviewresearch.com/industry-analysis/protein-supplements-market

后，这条氨基酸链在空间中自行折叠，获得蛋白质所具有的各种不同形状。

我们体内的蛋白质中有 20 种不同的氨基酸。它们都具有酸和氨基（因此得名），并且侧链不同，侧链是氨基酸的第三部分，具有不同的化学特性和大小。侧链特征的变化使蛋白质具有其特定的形状和功能。

氨基酸和蛋白质链上的 20 种可能的侧链（总共有数十万条）组合赋予蛋白质无限的化学潜力，使蛋白质具有非常广泛的生物学功能。所有氨基酸所具有的氨基酸和氨基酸群几乎是相同的，并且可以用化学方法将他们聚合在一起。

迄今为止，我们看到的许多分子都具有酸性特征（包括脂肪酸）。虽然"酸"这个词在日常生活中经常与危险物质联系在一起，但我们体内拥有这些生物酸并不可怕，首先因为生物酸很弱，不像强酸会破坏你的组织，我们的身体有很多机制来保持细胞的酸度平衡。这些分子内的酸基是我们分子的正常化学性质，对我们来说并不新鲜，在新陈代谢方面也没有什么不同。

同时，氨基也有别于其他分子，因为它包含了一个其他分子通常所不具备的原子——氮。虽然我们的身体可以通过重新排列原子来改变周围的分子，但它不能通过促进原子裂变（即在核反应堆中产生能量的原子）或聚变（即为太阳提供能量的原子）将原子变成其他原子。碳水化合物和脂质通常不含氮，但蛋白质含有氮，因为氮原子是氨基结构的一部分。这意味着，当蛋白质被代谢并转化为脂肪或碳水化合物时（我们将看到，人类可以进行这两种转化），蛋白质中的氮原子必须被移除，并以某种方式从体内消除。这也意味着我们体内的蛋白质不能从脂质或碳水化合物中产生，因为它们缺乏氮原子。

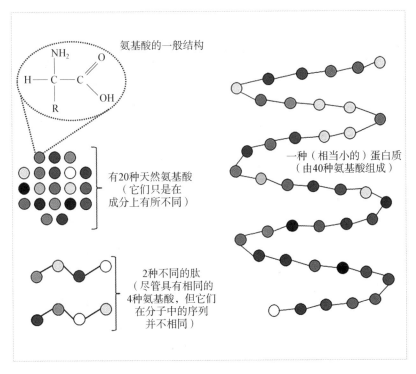

图 6-1　氨基酸、肽和蛋白质

注：氨基酸共有 20 种，唯一使它们彼此不同的是侧链的组成，在图中用一R
表示。当通过与酸基相连的一个氨基酸的氨基连接时，氨基酸形成短链，称
为肽，长链则称为蛋白质。一种蛋白质与另一种蛋白质的不同之处在于它们
的氨基酸序列，这最终决定了它们的形状，从而决定了它们的功能。

＊　＊　＊

　　蛋白质的消化过程在口腔中就已开始：唾液中含有蛋白酶，也就
是专门分解蛋白质的酶。这意味着当我们开始咀嚼含蛋白质的食物
（基本上是任何食物，尽管数量不同）时，一些氨基酸会从蛋白质中
释放出来。我们的舌头有一种受体，可以识别谷氨酸这种常见的氨基
酸，产生鲜味。这种味道对我们来说非常美味。这意味着，当我们开
始咀嚼富含蛋白质的食物时谷氨酸的味道会刺激我们的味蕾，让我们

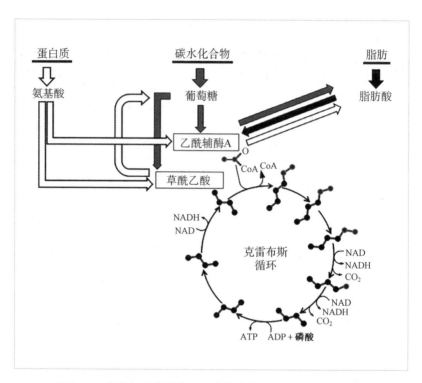

图6-2 人体新陈代谢中三组营养素与能量之间的相互转化

注：蛋白质、氨基酸、碳水化合物和脂肪可以为 ATP 合成提供能量，但它们不能自由相互转化。碳水化合物可以变成脂肪，氨基酸可以变成碳水化合物或脂肪，但相反的过程是不可能的。

感到快乐。再说一次，这是进化选择的一个特征，保证我们可以吃蛋白质。这有助于我们生存。

我们认为谷氨酸鲜美可口，这是一种通过在食物中添加味精来增强味道的机制。味精是一种常用的烹饪添加剂，MSG 是味精的英文缩写。味精是一种以盐的形式存在的谷氨酸。你可以直接将它添加到食物中。当这种添加的谷氨酸接触到你的舌头时，它会刺激舌头上的鲜味感受器，从而带来令人愉悦的味觉体验。因此，它常常被用来增强食物的风味。

1908 年，日本生物化学家池田菊苗（Kikunae Ikeda）首次提出将味精用作食品添加剂，他在一种受欢迎的海藻中寻找其成分，正是这些成分赋予了食品令人愉悦的风味。池田发现海藻中含有丰富的谷氨酸，纯化的氨基酸也能促进食用时的良好味觉。他为味精作为食品补充剂的使用申请了专利。

几十年来，人类对味精的使用不断增加，因为它能有效增添食物所需的美味。随着味精使用量的增加，也引起了争议，据说摄入味精后不久会出现一系列不良症状，包括头痛、面色潮红和心悸等。尽管有很多这样的描述，但仍然缺乏将这些直接的身体表现与味精本身联系起来的强有力的科学证据。[①] 20 世纪 70 年代，有科学家研究证实[②]，在实验动物出生后不久将味精注射到它们体内会促进肥胖，因为味精对大脑有影响。然而，这种情况只发生在对新生儿注射味精的情况下，而不会出现在通过食物摄入味精或成人食用味精的情况下。因此，该添加剂被大多数权威的医疗团体和 FDA 归类为在通常情况下是安全的。

味精并不是唯一利用我们对氨基酸味觉的食品添加剂。阿斯巴甜是由 2 个氨基酸（天冬氨酸和苯丙氨酸）连接在一起组成的分子。虽然它是由氨基酸制成的，但它为我们人类带来了类似于糖的甜味。由氨基酸产生的甜味是进化的另一种适应方式，让我们享受并因此喜爱吃蛋白质，这有助于我们的生存。

阿斯巴甜虽然不是糖，但味道很甜。自 1965 年首次被作为甜味剂或糖替代品引入以来就已在商业上广泛使用。尽管阿斯巴甜中氨

---

① Obayashi Y, Nagamura Y. Does monosodium glutamate really cause headache?: a system-atic review of human studies [J]. J Headache Pain. 2016(17):54.

② Bunyan J, Murrell E A, Shah P P. The induction of obesity in rodents by means of monoso-dium glutamate [J]. Br J Nutr. 1976(35):25-39.

基酸之间的化学联系不够稳定，无法像食糖一样烹饪或烘烤（后来的研究开发了耐热的新型甜味剂），但这种分子在生食中仍然有用，主要是对不应该摄入糖的糖尿病患者等人群有用。由于阿斯巴甜比普通糖甜得多（约甜 200 倍），因此我们感知到的量也相应少很多。这意味着，在相同味道的情况下，你从阿斯巴甜中获得的热量更少。长期以来，对于试图减肥的人来说，这一直被用作减少甜食中热量含量的一种方式。

然而，尽管大多数著名的健康监测机构认为食品中摄入正常水平的阿斯巴甜是安全的，[①] 但许多其他报告表明，食用含有这种糖替代品的食物并不能帮助预防肥胖和糖尿病。换句话说，食用阿斯巴甜本身是无害的，但它也可能无法预防疾病，这也是许多人食用它的原因。不过，其他代糖甜味剂也出现了类似的结果。

研究人员尚不清楚用高热量糖替代低热量甜味剂对健康无影响的原因（但我们正在努力解决这个问题！）。这些结果大多来自跟踪人类饮食习惯的研究，选择使用甜味剂的人可能只是因为他们一吃食物就容易发胖。甜味剂也可能给人一种无所顾忌地吃东西的印象，但实际上它们只是糖的替代品，而含有甜味剂的食物可以在许多其他方面产生热量。带有"减肥"标签的产品不含糖，适合无糖饮食，但实际上可能比非"减肥"产品含有更多来自脂肪或蛋白质的热量。最后，甜味剂还可能改变我们肠道中的细菌，改变我们的大脑感知能量需求并将其转化为饥饿的方式，这两个特征均与糖尿病和肥胖有关。

蛋白质在我们的口腔里被分解，给我们带来愉快的味觉。这是一种有用的进化特征，可以让我们摄入足够的蛋白质，这是我们所需要

---

① Lohner S, Toews I, Meerpohl JJ. (2017) Health outcomes of non-nutritive sweeteners: analysis of the research landscape [J]. Nutr J. 16:55.

的，但也是食品添加剂给人们带来更愉悦的味觉体验的特征。然而，尽管一些蛋白质的分解发生在口腔中，会产生令人愉悦的味道，但大多数蛋白质的消化都发生在胃和肠道中。

＊ ＊ ＊

在胃中，一种被称为胃蛋白酶的酶将蛋白质中的长链氨基酸分解为较小的链（称为肽）。然后，在肠道中，由一组不同的蛋白酶（消化蛋白质的酶）完成这项工作，将蛋白质完全分解成各自的氨基酸。这些氨基酸（我们看到的所有 20 种不同类型）被肠道吸收，到达血液并在身体内部循环，直到它们被进一步代谢掉。

蛋白质必须分解成氨基酸才能被吸收，这解释了蛋白质作为药物和营养品的许多特性。这就是为什么蛋白质类医疗药物，如救命的胰岛素（1 型糖尿病患者的必需品）不能口服的原因。摄入的胰岛素会在体内分解为氨基酸，这些氨基酸与普遍存在于其他蛋白质中的氨基酸完全相同，因此它们不再作为胰岛素存在，而是作为合成其他蛋白质的基本成分。这就是胰岛素和其他蛋白质药物（如丙种球蛋白）或某些疫苗通常采用注射方式而不是口服的原因。

蛋白质类药物在食用时无效的原因可以解释为，它们在体内被分解成其组成单元或氨基酸，从而失去了原有的药效。

对于任何摄入的蛋白质来说也是如此，包括一些在各地药房广受欢迎的膳食补剂。虽然药物受到严格监管（如美国 FDA），必须证明它们对治疗某种疾病有效，但补充剂通常无须证明其功效即可出售。令人惊讶的是，在一些国家，补充剂甚至不需要证明它们无害就可以上市销售！这使得补充剂市场特别容易销售欺骗消费者的产品。

胶原蛋白是一种广受欢迎的补充剂（一种蛋白质）。虽然胶原蛋白是我们体内极其重要的蛋白质（它是我们体内含量最多的蛋白质），可以维持我们皮肤和关节的结构，但如果以补充剂的形式食用胶原蛋白不会使这些相同的胶原蛋白分子到达你的皮肤或关节。相反，你食用的胶原蛋白将被分解为氨基酸，这些氨基酸在你的血液中循环，之后可用于在你体内构建任何蛋白质（可能是也可能不是胶原蛋白），或者用于构建脂质或碳水化合物（我们很快就会看到）。因此，除非你缺乏蛋白质摄入（如果你饮食不均衡），否则，胶原蛋白补剂对你没有任何帮助，即使它们是作为抗皱和缓解关节疼痛的补剂而被你服用的。

即使你认为自己缺乏胶原蛋白中的氨基酸，并且确实想补充胶原蛋白，你也可以吃明胶。明胶是由动物的皮和关节等组织制成的，基本上是胶原蛋白，因此是获得相同氨基酸的更实惠的方法。最后，胶原蛋白补充剂有时也以"水解胶原蛋白"的形式出售，这基本上意味着其中的胶原蛋白已预先转化为氨基酸。但这根本没有用，氨基酸可以变成很多不同的分子，而不仅仅是胶原蛋白。如果你需要将蛋白质水解才能使用它，那么你就存在严重的消化问题，无法通过补剂来解决。

胶原蛋白作为一种补剂毫无用处，但胶原蛋白的使用实际上有一段有趣的历史。当探险家在 18 世纪环游世界时，一位名叫詹姆斯·林德（James Lind）的英国皇家海军外科医生决定研究营养对维生素 C 缺乏病（坏血病）的影响，这一过程被许多人描述为人类首次报道的治疗疾病的临床对照试验。坏血病是一种自古以来就有记载（包括希波克拉底）的疾病，涉及皮肤和其他表面（包括口腔和鼻子内的黏膜）的完整性丧失，症状包括皮肤薄而脆弱、伤口愈合不良、牙龈肿胀和鼻出血。

坏血病在水手中很常见，他们在海上时通常饮食不良，且自 17 世纪以来，人们就知道在饮食中加入柑橘可以改善坏血病。林德相信，柑橘中的酸在某种程度上可以改善坏血病，他将患有坏血病的水手分为不同的组，接受不同的酸，包括醋，甚至是硫酸（稀释的硫酸）。他注意到，只有以柑橘类水果（橙子和柠檬）作为酸源的群体的坏血病症状才会有所减轻，并推断出，这并非因为普遍的酸缺乏，而是因为缺少柑橘类水果中的某种特定成分导致的。直到 18 世纪末，柠檬汁才开始在长期航行中被广泛用于预防坏血病，取得了非常积极的效果。

现在我们知道导致坏血病的原因以及为什么可以用柑橘汁预防或治疗。柑橘类水果富含维生素 C，而维生素 C 是产生胶原蛋白所必需的。胶原蛋白是一种由与其他蛋白质相同的氨基酸产生的蛋白质，但在它被组装后，其中一些氨基酸被酶修饰，需要加入维生素 C 才能发挥作用。如果缺乏维生素 C，胶原蛋白就不能完全生成，缺乏足够的胶原蛋白会导致皮肤变薄变脆，导致坏血病。如果你想确保自己能够很好地产生胶原蛋白，那吃富含维生素 C 的水果比服用胶原蛋白补充剂更有效。没有必要服用维生素 C 补充剂，因为人体内过多的维生素 C 只会通过尿液排出。

* * *

你所食用的蛋白质中的氨基酸在饭后会在血液中循环，并且可以遵循许多不同的代谢途径，产生不同的分子。其中的许多氨基酸会与蛋白质结合在一起。身体不断产生具有不同功能的蛋白质，补充旧的和功能失调的蛋白质，或者为细胞内的新角色创造新的功能蛋白质。构建蛋白质需要氨基酸作为构建模块，而这些氨基酸通常直接来自我们的饮食，并被细胞从血液中吸收。在我们的体内构建蛋白质需要摄入蛋白质，氨基酸不能从我们摄入的其他类型的分子中产生。

然而，我们需要氨基酸作为构建蛋白质的原材料，这一事实并不意味着增加饮食中氨基酸的含量就一定会增加蛋白质的产量。在建筑工地运送砖块是建造砖墙的必要条件，但不足以建造砖墙。同理，摄入氨基酸对于构建蛋白质是必要的，但还不够。每种蛋白质的产生都以不同的方式进行调节。蛋白质的产生通常是由一些代谢激素（如胰岛素和甲状腺激素）促进的，但每种蛋白质的产生都需要通过释放其他特定的细胞信号才能发生。

例如，构成我们肌肉的蛋白质是长纤维结构，它们相互滑动以收缩或伸展肌肉。这就是我们能运动的原因。与所有其他蛋白质一样，这些蛋白质需要氨基酸来制造，可是，仅仅通过吃牛排、服用乳清蛋白补剂或摄入任何其他含有丰富蛋白质的食物并不能增强肌肉。肌肉生长需要肌肉内的信号，如由运动诱发的信号。如果你没有这些信号但吃了很多蛋白质，那么你吃的蛋白质中的氨基酸就不会进入你的肌肉。它们可以结合到其他蛋白质中，当摄入过量时，它们可以以其他分子的形式储存起来。还有什么分子？如果你猜测你摄入的多余蛋白质通常最终会以脂肪的形式储存，那么你就猜对了。这是一个可悲但真实的新陈代谢事实。我们的身体非常擅长将我们吃得太多的任何东西储存为脂肪。

当然，这些知识会让你质疑那些关于促进肌肉生长的蛋白质补剂的虚假宣传。但事实上，乳清蛋白补充剂是一个聪明的销售理念，它使用了乳品行业的剩余蛋白质，而这些蛋白质常被用于动物饲料。他们不一定对你有害（尽管仍有一些不确定的证据表明可能增加肾脏疾病），但如果你有典型的西方饮食习惯，你可能从食物中摄入了足够的蛋白质，添加蛋白粉并不会让你比平时锻炼增加更多的肌肉。这些补剂中所含的氨基酸可以在富含蛋白质的食物中被找到，这些食物更便宜，而且最重要的是，食用起来更美味。

* * *

除了融入蛋白质之外，我们提到食物中的氨基酸还可以变成其他分子，包括碳水化合物、葡萄糖和脂肪，主要是甘油三酯。这通常发生在氨基酸从肠道吸收到血液之后才发生。

与从食物中吸收的任何其他分子一样，肠道中的氨基酸会进入血液，并首先通过肝脏，然后再进入身体的其他部位。这些氨基酸可以留在肝脏中。这个器官为其自身功能产生许多蛋白质以及在血液中循环的蛋白质。但是，肝脏中氨基酸的存在也会激活代谢途径，从而启动氨基酸转化为其他分子。

正如我们之前所看到的，蛋白质和氨基酸含有氮原子，这是脂质和碳水化合物所没有的原子。这意味着，为了将氨基酸转化为脂肪或碳水化合物，必须除去氮原子。从氨基酸中去除氮发生在肝脏中，通过称为尿素循环的代谢途径进行，顾名思义，尿素循环产生尿素。尿素是这些氨基酸的氮原子通过尿液去除的形式。这也是尿液具有独特颜色和气味的原因。

尿素循环是通过肝脏中氨基酸的存在来调节的。血液中的氨基酸含量越高，肝脏中的氨基酸含量越高，因此尿素循环的活性就越高。这很有意思，因此，你食用蛋白质越多，蛋白质生成后留下的蛋白质就越多，从这些氨基酸中消除的氮就越多，将它们从蛋白质的组成部分转变为脂肪或碳水化合物的组成部分就越多。这就是食用过量蛋白质会让你堆积脂肪而不是增强肌肉的机制。

血液中的氨基酸除了制造蛋白质外，还可以转化为脂肪或碳水化合物，尤其是葡萄糖。关于这些命运中哪一个将占主导地位的"代谢决定"取决于激素的存在。在胰岛素（血糖高时释放的激素）的存在下，你摄入的过量氨基酸以及去除了氮的氨基酸会产生脂肪，这些脂肪将被储存起来以备后用。人们通常吃的食物同时含有蛋白质和碳水化合物，因此食物中过量的蛋白质通常会变成脂肪。

当胰岛素和胰高血糖素处于较低水平时，饥饿激素就会很高，失去氮原子的氨基酸可以通过一个叫作糖异生的过程（不是碳水化合物的分子新生成葡萄糖）变成葡萄糖。这种代谢过程发生在肝脏中，在我们不吃碳水化合物的时候，对于保持血糖水平稳定至关重要（请记住：我们的细胞、大脑只使用葡萄糖作为能量来源）。

当你食用含有蛋白质但不含碳水化合物的食物时，或者当你根本不吃东西时，糖异生都会发生。当你饥饿且血液中没有食物中的氨基酸时，糖异生需要一种分子作为起始物质来产生葡萄糖，而所使用的分子就是来自我们体内蛋白质的氨基酸。由于我们没有储存蛋白质分子，所以当我们饥饿时，肌肉中的蛋白质会被分解，氨基酸就会进入肝脏，在那里氮原子被去除形成尿素，其余的氨基酸转化为葡萄糖，以保持血糖稳定。

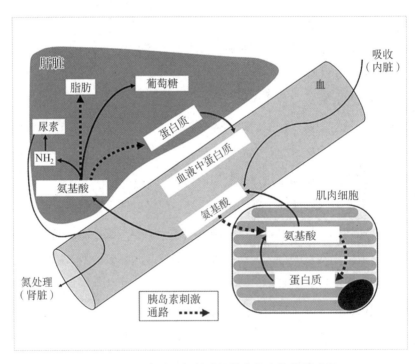

图 6-3 蛋白质、氨基酸及其在体内的代谢过程

注：细胞内的蛋白质不断重建并降解为氨基酸，这些可以到达肝脏，在那里它们可以根据主要信号进行不同的转化。

　　此时，你可能会担心每次有点饿时都会因这个过程而失去肌肉组织，但无须焦虑，这只是一个正常的过程。这些相同的肌肉蛋白质将在你下次进食时重建，这一过程部分会受到下一餐中碳水化合物释放的胰岛素的刺激。正如脂肪分子或糖原的生成与消耗一样，利用肌肉进行糖异生是身体正常的功能，也是你每天都会经历的一种周期性过程。

　　我们发现我们吃下去的蛋白质在我们的消化系统中变成了氨基酸，然后可以在我们的体内代谢，形成新的蛋白质、脂肪或葡萄糖，这取决于你吃了多少蛋白质和你的激素水平。简而言之，这就是对蛋白质代谢的概述。现在我们来看看一种叫作苯丙氨酸的特殊氨基酸是如何形成的。

＊　＊　＊

　　你可能已经注意到，许多食物包装上都含有警告："苯丙酮尿症：含有苯丙氨酸"，并且可能会怀疑你是否应该害怕带有恐吓信息的食物。你不需要担心。苯丙氨酸是我们所见过的20种不同氨基酸中的一种，它们是蛋白质的组成部分。我们所有人体内都含有相当多的苯丙氨酸。几乎所有人都可以毫无顾虑地食用苯丙氨酸。事实上，我们每次吃富含这种特定氨基酸的动物产品和一些蔬菜时都百无禁忌。

　　然而，大约每1.2万人中就有1人天生患有一种被称为苯丙酮尿症（简称PKU）的代谢缺陷症。这些人体内缺乏一种苯丙氨酸羟化酶（是的，科学家喜欢难懂的名字……），这使得他们无法代谢或分解苯丙氨酸。我们拥有的20种氨基酸中，每一种都有一组酶，它们形成一个代谢途径来分解这种特定的氨基酸。我们不打算谈论这些途径，它们远远超出了本书的范围，但是我们现在对新陈代谢有了足够的了解，认识到如果你没有分解苯丙氨酸所需的酶，并且你摄入的苯丙氨酸超过了你体内的蛋白质所能吸收的量，这种氨基酸就会积累。

因为其代谢途径不存在。

苯丙氨酸的积累会导致严重的不良后果：它会阻碍大脑发育，导致严重的认知限制、癫痫、震颤、生长发育不良、呕吐等。它还会导致皮肤和头发变色，使我们皮肤色素沉着的黑色素部分源自苯丙氨酸。

但是，多亏了科学，我们周围几乎没有人出现这些可怕的苯丙酮尿症症状，尽管全世界大约有万分之一的人患有苯丙酮尿症。那是因为我们知道如何诊断和治疗这种疾病。苯丙酮尿症于 1934 年由挪威人 Ivar Asbjørn Følling 首次发现，他注意到一些发育迟缓的儿童的血液和尿液中苯丙氨酸及其衍生分子含量非常高。到 20 世纪 50 年代初，医生们认识到苯丙氨酸含量极低的饮食结构可以帮助这些儿童，但他们只能在这些儿童被诊断时使用这种饮食结构以便更好地控制他们的症状。

当时的问题是，母乳中存在苯丙氨酸。这对大多数新生儿来说，母乳是最完善、最健康的食物，但会导致患有苯丙酮尿症的婴儿出现脑损伤。必须在这些儿童出现症状之前识别出他们，这样的方法是很有必要的。美国医生罗伯特·格思里（Robert Guthrie）发明了一种药物方法，使用从针刺到滤纸上收集的少量血液样本，检测新生儿苯丙氨酸含量是否偏高。这一研究不仅普及了新生儿患有苯丙酮尿症的情况，还简化了新生儿疾病筛查的做法。这些年来，这种筛查已涵盖了许多其他疾病。

现在几乎全世界都需要对新生儿进行苯丙酮尿症筛查，并且在许多国家，婴儿在得到结果之前不会从产房出院。这是保护儿童免受严重脑损伤的保障措施。确诊后为苯丙酮尿症的新生儿喂食苯丙氨酸含量极低的特殊配方奶粉，随后采用没有这种氨基酸的饮食，去除所有含有苯丙氨酸警告标签的食物以及大多数动物蛋白。通过这种早期饮食干预，这些孩子可以过上正常的生活。在全球范围内使用新生儿苯丙酮尿症筛查测试，是将科学方法运用到生活的一个很好的范例。

* * *

痛风是另一种可以通过减少动物蛋白摄入量来控制的疾病，这种疾病比苯丙酮尿症更常见。它会导致关节突然剧烈疼痛，伴有肿胀和发红。通常在体温较低的关节处最明显，比如手，但尤其是脚。随着时间的推移，痛风可导致慢性疼痛、关节炎和关节僵硬。

痛风的炎症与关节中尿酸的积累有关，尿酸是我们产生的另一种含有氮原子的分子，我们通常会将其通过尿液排出（因此得名）。痛风是由许多遗传和生活方式因素综合引起的，包括个人的饮食习惯。此外，一旦出现症状，通常可以通过减少吃肉的方式来部分控制症状。

那么痛风和尿酸的形成与肉类中的蛋白质有什么关系呢？答案是没有关系——蛋白质不是问题所在。巧合的是，肉类中嘌呤含量也很高，这种分子在分解时会产生尿酸。嘌呤是一大类分子，其中包括我们的能量"货币"分子ATP（肉类中含有大量ATP）和我们的"食谱"分子DNA。这就是为什么减少富含ATP的肉类和其他富含嘌呤的食物（包括一些蔬菜）的量可以减少痛风发作的原因了。

* * *

了解到富含动物蛋白来源的饮食会增加患痛风的机会（与其他遗传和生活方式因素结合），并且吃大量蛋白质不会增加肌肉（但通常会导致脂肪堆积），你可能会问自己是否应该完全放弃动物蛋白。事实上，纯素食或限制较少的素食饮食经常被认为是健康的选择。

虽然许多研究表明，典型的北美纯素食者或素食者比典型的北美快餐杂食者更健康，但这些当然不是最公平的比较。当比较更多相似的生活方式和食物种类时，素食者和非素食者之间似乎没有明显的健康差异，而严格的素食主义者的饮食可能会损害健康。缺乏某些维生素，食物中所含的蛋白质含量较低和氨基酸种类较少。可以这样说，虽然基于伦理和生态原则的纯素饮食有坚实的论据，但这些理由似乎并没有延伸到健康方面。

正如我们将在以后的章节中看到的，大多数健康的选择都是那些富含了各种营养物质的食物。这些饮食应该包括蛋白质（因为蛋白质是我们氮的主要来源，只能从我们饮食中的蛋白质中产生），以及我们需要的所有氨基酸（一些植物蛋白质来源不含所有氨基酸），但不需要过量的蛋白质。与大多数饮食建议一样，适度和多样化才是关键。

第 7 章

酒精代谢

酒精饮料从古至今一直受到人类的喜爱。人们发现了新石器时代晚期的陶壶，里面有酒精发酵物的痕迹。这是有生产地生产酒精饮料的实证。然而，即使从进化的角度来看，我们与那个时代相隔的 1.2万年也是短暂的。我们开始生产酒精含量高的饮料（这些饮料中的主要成分是酒精）比我们在进化上具备代谢酒精的能力要晚得多。

所有动物都有代谢酒精的酶途径，它们偶尔都会吃一些微微发酵或腐烂的含有酒精的食物。这表明酒精代谢途径对于多种生物的生存非常重要。涉及酒精的代谢途径存在的原因不仅仅在于动物的食物中可以自发地产生酒精，必须能够被这些生物体代谢或消除；而且其原因还在于酒精是一种极好的能量来源。利用这种化学能量，才能使摄入酒精的动物获得进化上的优势。

* * *

人类很早就开始使用发酵食品，不仅因为他们享受摄入酒精的成果，而且主要原因在于发酵食品的保质期比新鲜食品更长。发酵是微生物代谢食物中营养物质的过程，而产生含有酒精（如在葡萄酒、啤酒和面包中）或乳酸（如在酸奶中）等产品，以及少量其他分子，使这些产品具有独特的口味。我们吃掉这种食物中生长的微生物和剩下的营养物质，以及它们产生的营养物质后，将所有这些分子都作为我们身体的能量来源。

发酵食品中的微生物不会引发疾病，有益于我们的健康。它们还快速生长并释放抑制其他微生物生长的分子，包括那些促进食物腐败并可导致食物中毒的微生物。结果证明，发酵食品往往比非发酵食品保质期更长。

在人类的历史发展长河里，冷藏、罐头和其他现代便利设施都不是保存食物的选择。在我们有记载的大部分历史中，饮用发酵过的液体，如啤酒或葡萄酒。通常情况下往往比饮用水安全得多，当时水的净化方法还没有被开发出来。因此，饮用含酒精的饮料成为大多数城市居民的标准选择，包括儿童。酒精饮料比未经处理的水含有更少的病原体，且发酵食品比制作它们的新鲜食品保存更耐久，如酸奶和奶酪比牛奶保存更耐久，泡菜比新鲜黄瓜保存更耐久，等等。

但为什么人类如此喜欢酒精，要冒着喝醉的风险呢？在喝醉之前，大多数人都会经历一种感觉良好、快乐和放松的状态，就好像他们内心的"刹车"被解除了一样。这确实是事实。正如我们观察大脑回路时所看到的那样，尽管并非所有神经元都以相同的方式对酒精做出反应，但酒精还是通过促进神经元的全面关闭来发挥作用。参与我们抑制回路的神经元，如那些让我们害羞或克制的神经元，成为最先因摄入酒精而被关闭的神经元之一。结果，参与使我们勇敢和快乐的神经回路的神经元，从它们的抑制性对应神经元的不断抑制中得到了释放。然而，如果继续摄入酒精，这些快乐的神经元也会被关闭——但失去意识或许是一个令人不快的结果。

* * *

现在，我们明白为什么我们喜欢酒精饮料了。下一步，让我们看看酒精代谢的方式。饮料中的酒精体积小，可溶性强，可以被整个消化系统吸收，在摄入后很快就直接存在于血液中。尽管其他器官也可以参与代谢。但与许多其他营养物质一样，酒精主要在肝脏中代谢。

肝脏中的酒精由两种不同的酶代谢——乙醇脱氢酶和乙醛脱氢酶（是的，科学家们喜欢长而难的名字）。这两种酶都从酒精中去除电子，这些电子通过 NAD（我们之前看到的电子传递分子）传输到线粒体膜，凭借 ATP 的形式产生能量。

除了在代谢的这两个步骤中产生能量外，这些酶对酒精的转化还会产生乙酰辅酶 A，乙酰辅酶 A 是碳水化合物、脂质和氨基酸代谢的结合体，是一种富含能量的分子。由酒精产生的乙酰辅酶 A 与我们之前看到的所有其他乙酰辅酶 A 相同，将进入克雷布斯循环并通过与其他营养素相同的机制后产生更多能量。结果，酒精是一种小的双碳分子，但由于它含有大量的化学能，因此热量很高。如果细胞和人体的能量水平很高，由酒精产生的乙酰辅酶 A 将通过代谢调节转而产生脂肪，储存该能量供以后使用。因此，酒精饮料是许多人饮食中多余的热量来源，而这些人通常不会想到他们以酒精的形式摄入了如此之多的热量。

譬如，一罐啤酒的热量略高于 150 卡路里（Cal）（相当于两片吐司），而一杯葡萄酒的热量约为 200Cal（相当于一碗煮熟的白米饭）。

除了提供热量这一积极作用外，酒精的代谢过程还会带来一些负面影响。这些影响取决于个体摄入酒精的量和身体代谢酒精的能力。每个人都知道，摄入大量酒精会让你产生醉酒的感觉。这种症状很大程度上是由于体内存在乙醛引起的，乙醛是乙醇脱氢酶的产物，是在酒精代谢中的第二种酶——乙醛脱氢酶发挥作用之前形成的。乙醛不仅会让你在过量饮酒后产生醉酒感，而且还是一种可以改变其他生物分子的反应性分子，可导致人体内部组织损伤。例如，慢性酗酒者出现肝硬化。

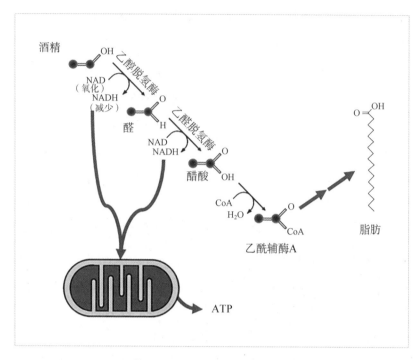

图 7-1　酒精代谢及其与 ATP 和脂肪产生之间的关系

注：酒精代谢是由一种称为脱氢酶的氧化酶介导的，脱氢酶会从酒精中去除电子，从而还原 NAD。还原后的 NAD 现在可以成为线粒体中的电子来源，从而产生 ATP。此外，该途径的最终产物是乙酸盐，可以转化为乙酰辅酶 A 并产生脂肪酸。

　　有个有趣的现象，即我们能够代谢酒精，但进化只赋予我们代谢低浓度酒精（存在于自然发酵的食物中）的酶能力，而不一定具有代谢高浓度酒精（存在于人为发酵的饮料中）的能力。比如，那些石器时代晚期的古人开始喜欢的高浓度酒精。这就是我们喝太多酒会感到难受的原因。当一个人没有吃碳水化合物时，由于酒精摄入可以抑制糖异生，或从蛋白质中产生葡萄糖（我们在上一章看到），并可能导致低血糖状态，这种现象成为一种医疗紧急情况。

　　不同人群的酒精代谢能力差异很大。亚洲人的代谢能力明显不足。这是由于大部分亚洲人体内乙醛脱氢酶的效率比较低造成的。因而，亚洲人的乙醛是通过乙醇脱氢酶正常产生的，但会在体内异常积累。缺乏酒精代谢的下一个酶就是乙醛脱氢酶。正如我们之前看到的，乙醛是导致大多数醉酒症状的分子。许多亚洲人即使只摄入极少量的酒精，也会出现脸颊发红、心悸和发生认知变化。他们可以选择不喝酒，以避免这些不愉快的感觉。

* * *

我们现在已经了解了人类所有最重要的能量来源是如何代谢的，要么在短期内产生能量，或者在我们体内储存分子以便在需要时产生能量。接下来，我们将了解决定我们储存能量的因素，以及了解新陈代谢和肥胖之间的关系。

第 8 章

新陈代谢与肥胖

毫不讳言，世界各地的人们正在变得越来越胖。世界卫生组织的数据显示，[①] 自 1975 年以来，全球肥胖率增加了 2 倍。如今，全球有近 20 亿人超重，其中超过 6.5 亿人属于医学上的肥胖。在人类进化史的大部分时间里，饥饿是限制寿命的一个重要因素，但现在情况已经发生了变化，如今，大多数人生活在超重比营养不良更致命的国家中。由于肥胖问题日益严重，影响到越来越多的儿童。——目前有超过 3.8 亿儿童超重。预计在未来几十年，如果美国等一些国家不能够阻止目前体重增加的趋势，那么这些国家的人口寿命将会缩短。因此，肥胖已成为一个非常严重的健康问题。

我们已经讨论过肥胖的原因。进化让我们为一个经常发生饥荒的世界做好了准备。在这个世界上，我们必须努力寻找食物。在现代社会，我们大多数人都更容易获得食物。不过，我们在新陈代谢和精神上仍然被进化"编程"为喜欢食物、过度饮食、寻找高热量食物，并非常有效地将多余的食物储存在脂肪中。结果就是我们今天看到的肥

[①] https://www. who. int/news-room/fact-sheets/detail/obesity-and-overweight Consulted Feb, 27th, 2019.

胖人群泛滥。

尽管腰围的增大应归咎于进化，但对健康的影响不能以进化解释的名义被忽视。肥胖会增加患心脏病、卒中、多种癌症、2 型糖尿病、痴呆（包括阿尔茨海默病）、哮喘、心理健康问题、痛风、胆结石、睡眠呼吸暂停综合征、关节炎和许多其他致命的疾病。保持合适的体重可以预防这些疾病，保持身体健康，并显著延长寿命。请尽最大努力克服暴饮暴食的习惯吧，这是绝对值得做的事。我们都明白这个道理。

预防肥胖取决于饮食摄入与能量消耗，比如体育锻炼。我们发现，通常任何高热量的食物，都会变成脂肪。然而，脂肪的生成和能量的使用不仅受到摄入食物量的影响，还受到调节能量代谢的激素的影响。这些激素的水平又会受到你所摄入食物类型的影响。

现在，我们要了解激素调节我们身体的整体新陈代谢的方式，也需了解我们在遵循流行的减肥饮食（低碳水化合物饮食）时是如何减肥的具体机制。

* * *

许多以减肥为目的的饮食方法，都建议在很大程度上限制碳水化合物的摄入，包括阿特金斯法、杜肯法、南海滩饮食法、原始人饮食法、低碳水化合物法、生酮法和许多其他流行的减肥方案。众多减肥饮食建议减少碳水化合物的摄入。原因在于，这种做法有助于减肥，通过这些机制，我们很快就能看到减肥效果。然而，我们也会看到，减肥本身并不一定是健康状况改善的标志。在此，我们将讨论低碳水化合物饮食对健康的影响。

我们已经讨论了许多关于进化的话题，包括我们如何进化成在食物难以获取的情况下拥有短暂寿命和快速繁殖的能力。这使得我们的身体能够储存能量以备不时之需。因此，你可能会对诸如"原始人饮食法"之类的饮食方案产生怀疑，想知道它们如何证明其声称的健康益处是合理的。支持这些饮食方案的人认为，我们的身体并没有进化到能够适应现在市场上常见的农业食品。而我们确实注意到了这一点。不过，我们的身体同样没有进化到能活到 40 岁以上，也没有进化到阅读、操作机器、享受现代医疗保健，或在童年花费大量时间接受教育。因此，原始人饮食法的追随者提出的这一观点没有分量，因为进化并没有让我们为今天想要的生活做好准备。

我们还谈到了酮，以及它们如何成为新陈代谢中重要的能量来源。这些分子是由肝脏从脂肪中产生的。值得关注的是，当酮过量时，可能具有相当大的毒性，就像糖尿病一样，尽管你已经对"生酮饮食"有所了解。我们现在需要更好地了解限制碳水化合物的饮食如何减轻体重，调节整个身体的新陈代谢。我们稍后会讨论体重减轻不一定总是伴随着健康或寿命增加的原因。但在通常情况下，体重下降是低碳水化合物饮食所带来的一种明显结果。

限制碳水化合物的摄入量可以防止体重增加，并可能促进体重减轻，因为它会减少血液中胰岛素的含量。胰岛素是一种由胰腺中称为 β 细胞的特殊细胞产生的激素。这些细胞合成胰岛素肽（一种小分子蛋白质）并将其保留在细胞内，直到你的血糖水平升高。当你吃碳水化合物时，通常会发生这种情况，无论是单糖（可以快速提高血糖水平）或淀粉（其速度更慢，持续时间长）。当你的血糖升高时，一系列代谢反应在 β 细胞内被触发，导致胰岛素从这些细胞释放到血液中。对健康的人来说，高血糖会导致血液中的胰岛素水平升高。

胰岛素在血液中循环并与我们体内几乎每个细胞上的胰岛素受体蛋白结合，对细胞内的新陈代谢过程产生广泛的影响。我们体内胰岛素对新陈代谢最重要的作用部位是在肝脏、肌肉和脂肪组织中。在肝脏中，胰岛素刺激蛋白质生成，增加细胞对葡萄糖的吸收，并增加糖原（我们体内的碳水化合物储存分子，类似于植物中的淀粉）和脂质

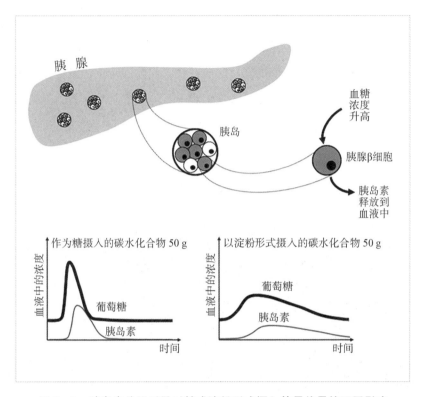

图 8-1 胰岛素分泌以及以糖或淀粉形式摄入等量能量的不同影响

注：胰岛素是一种肽类激素，由 β 细胞分泌。β 细胞存在于胰腺的特殊结构中。其他细胞类型存在于这些胰岛中并分泌其他激素。例如，分泌胰高血糖素以应对血糖降低的细胞。糖是一种可以被快速吸收的碳水化合物，因此血液中的葡萄糖浓度会升高，导致大量胰岛素被分泌。如果摄入与淀粉相同量的能量，血糖的升高会更低且更稳定，因此对胰岛素释放的刺激会更缓慢。

（可以留在肝脏中或输出到其他器官）的产生。糖原和脂质都是由肝脏吸收的葡萄糖产生的。这样看来，葡萄糖具有双重作用——既是制造糖原和脂质的分子来源，又是促使胰岛素释放的兴奋剂，可激活糖原和脂质的产生。

在肌肉中，胰岛素也会导致更多的蛋白质产生，更多的葡萄糖吸收和更多的糖原积累。在脂肪组织中，胰岛素导致更多的葡萄糖摄取

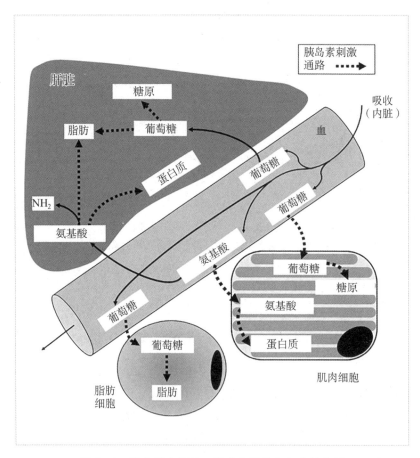

和甘油三酯的产生。总体而言，胰岛素会导致你的体重增加，这既是因为生成了蛋白质，也是因为生成了糖原和脂肪这样的能量储存分子。这种分子被所有这些不同的器官吸收并在它们内部转化，还会导致血液中葡萄糖水平降低。因此，胰岛素对于预防长期血糖升高的不利影响非常重要，我们也会在讨论糖尿病代谢时会更多地看到这一点。

图 8-2　胰岛素在肝脏、肌肉和脂肪组织中的作用

注：胰岛素是这些器官的储备信号，"告诉"它们吸收葡萄糖和氨基酸，并制造大型储存分子，如糖原（肝脏和肌肉）、脂肪（肝脏和脂肪组织）和蛋白质（肝脏和肌肉）。

　　那么，低碳水化合物饮食的作用有哪些？低碳水化合物饮食通过限制血液中葡萄糖的存在，从而限制 β 细胞将胰岛素分泌到血液中。其结果是糖原、蛋白质和脂肪减少，因为刺激这些途径的胰岛素较少。由于胰岛素减少，你的身体会生长缓慢。

　　低胰岛素使另一种代谢活性激素的作用变得重要——胰高血糖素，它基本上相当于胰岛素的反作用。胰高血糖素也是一种肽（小分子蛋白质），也在胰腺中产生，但产生于一组被称为 α 细胞的细胞群中。当血糖水平较低时，会释放胰高血糖素，并在体内循环，与许多不同细胞中的胰高血糖素受体蛋白结合，改变大多数器官的代谢。胰高血糖素会促进糖原、蛋白质和脂质的降解，导致体重减轻。这就解释了降低胰岛素水平并刺激胰高血糖素作用的饮食（如限制碳水化合物）会导致体重减轻的原因。

　　胰高血糖素并不是刺激糖原和甘油三酯能量储存分子减少的唯一激素。肾上腺素是当你感到压力或进行运动时由肾上腺体分泌的一种激素。与胰高血糖素类似，肾上腺素会导致甘油三酯和糖原的大量降解，使脂质和葡萄糖可用作能量来源。这就是运动和压力导致体重减轻的原因。虽然二者的结果相似，但肾上腺素比胰高血糖素作用更快、作用时间更短，对肌肉更有效。肾上腺素可以让肌肉做好准备，以便你有能量应对格斗或逃跑。

* * *

　　如果肥胖会增加许多疾病的发病率，通过我们刚才看到的机制证明限制碳水化合物可以减轻体重，那么低碳水化合物饮食应该是延年益寿的好方法，对吗？但是事实要复杂得多。降低碳水化合物摄入量可以预防肥胖和肥胖相关疾病。这一观点存在一个问题，即肥胖和年龄相关疾病之间的联系可能只是相关性，并不意味着因果关系。我们知道，较胖的人相比较瘦的人更容易患这些疾病。他们一旦患上这些疾病，不一定只是因为体重超重。相关性只能表明事物趋向于聚集在一起，而它们可能具有间接联系。相反，肥胖与年龄相关疾病之间的关系可能与肥胖者更常见的其他特征有关，如特定的遗传特征、居住地、饮食、生活方式等。除了这种并发症之外，每种与年龄相关的疾病可能都是由与肥胖直接或间接相关的不同方面引发的。这意味着减肥不一定能预防与年龄相关的疾病，尽管这些与年龄相关的疾病与肥胖相关。

要试图通过饮食干预来获得健康，需要考虑的第二点是，并不是所有形式的减肥效果都是一样的。并不是所有形式的减肥都能预防与肥胖相关的健康问题。低碳水化合物饮食的减肥不仅包括减脂，还包括肌肉的减少。胰岛素是增肌所必需的，并且在没有碳水化合物的情况下是不会被释放的。然而，在许多研究中，肌肉损失与衰老时的健康状况不佳有关。

这可能就是一项大型荟萃分析[①]（一项涉及更多人的科学研究，因此更值得信赖）展示出的原因。人类碳水化合物摄入量过低与死亡率较高有关。这项对 1.5 万多名总食物摄入量相对正常的成年人（既不低也不高，因此可以代表大多数人）的研究表明，摄入过多或过少的碳水化合物在增加死亡风险方面都有负面的影响。碳水化合物摄入的"最佳点"为总摄入热量的 50%～55%，此时风险最低。低碳水化合物饮食对减肥非常有效，但它不一定是保持良好状态的最佳饮食。

该研究最终表明，摄入 50%～55% 的碳水化合物饮食的死亡风险最低，但它并没有指出其原因。事实上，我们并不知道为什么在这种碳水化合物水平下死亡风险会降低。这可能只是一种关联，即肌肉

① SeidelmannS B, Claggett B, Cheng S, et al. Dietary carbohydrate intake and mortality: aprospective cohort Study and meta-analysis [J]. Lancet Publ Health, 2018(3): E419 - E428.

量减少，或低碳水化合物饮食中酮生成过多。而高碳水化合物饮食也与风险增加有关，可能与饮食引起的肥胖、高胰岛素水平有关。也有一种可能，与我们作为科学家尚未完全了解的任何其他因素而产生的这种风险有关（我们正在研究！）。

* * *

当我们谈论碳水化合物时，需要记住的是，并非所有碳水化合物的代谢作用都是相同的。淀粉会缓慢地将葡萄糖释放到血液中，逐渐升高了血糖水平，而蔗糖（食糖）等单糖会被吸收并更快地升高血糖。科学研究表明，消耗这些单糖与健康结局无关。尽管我们在进化过程中选择喜欢甜食，但从健康角度而言，最好避免这些食物，或少量食用。

避免单糖不仅仅意味着远离甜食，还需要留意咸味食物中隐藏的糖。许多加工过的咸味食品中都含有大量的糖。因为糖使它们更美味，而且有助于延长食品的保质期。为了减少摄入这类食品，选择避免高度加工的食品是一个有益的做法。阅读食品标签，注意蔗糖、葡萄糖、果糖和其他单糖；某种成分出现在列表中越靠前，该食品中的含量就越高。如果你仔细查看加工食品的标签，你就会发现其中的糖含量通常很高。

* * *

如果限制碳水化合物是一种有效的减肥方法，但不一定能获得健康，那么也许减少脂肪的摄入才是正确的方法。再次重申，限制脂肪摄入对新陈代谢有好处，但"低脂"也不是普遍健康生活的答案。

正如我们之前看到的，脂肪的热量很高。1克脂肪所含的热量是碳水化合物或蛋白质的2倍。因此，食用脂肪比食用其他营养物质更容易获得多余的热量。当你食用脂肪时，脂肪在体内的转化也很少，会与食入的甘油三酯分子以相同的形式沉积。这种途径"代谢经济"，或者只需要发生更少的化学转化。这意味着当食物中的脂肪转化为我们体内的脂肪沉积时，这些分子在我们细胞内损失的能量更少。吃脂肪实际上是一种非常有效的增脂方式。

那么，低脂饮食是解决方案吗？答案并非如此简单。低脂饮食存在一个问题。从营养的角度来看，脂质实际上很重要。有许多维生素（维生素 A、D、E 和 K）和其他必需的营养素，如 ω-脂肪酸，我们必须吃，我们的细胞不能制造它们。这些营养素只能在脂肪和油类中找到。减少脂肪对你没有好处，因为你会缺乏重要的营养。

"低脂"饮食的另一个问题是所吃食物的种类。许多加工产品作为"低脂"或"清淡"食品出售，据称有助于减肥。人们相信这些食物有助于减肥，但这些标签并不表明这些食物有助于预防肥胖。事实上，"低脂"只是表示比类似的全脂产品含有更少的脂肪。尽管两者中来自脂肪或其他成分的热量可能相当高，但"低脂"表示产品中的某些成分减少了 30%。相对于原始产品，这可能会也可能不会减少总热量，但肯定不会阻止食物具有相当大的热量值。加工食品通常脂肪含量较高，这使得它们具有令人愉悦的风味并延长了保质期。由此可见，将脂肪含量降低 30% 可能是从一个超高的含量减少到一个仍然非常高的脂肪和热量含量，同时获得一个看似注重健康的"低脂"标签。

饮食中的脂肪与健康结果有何关系？与碳水化合物一样，过多或过少都不好。还是那句话，适量是关键。

* * *

我们现在已经看到，摄入太少或太多的碳水化合物、脂质和蛋白质都是不健康的。那么，健康一生的理想饮食是什么呢？总的来说，最好的科学共识就是适度地吃包含这三大营养物质的食物。当然包含品种多样的食物（主要是未经加工的食物。要避免加工食品中的高脂肪和高糖含量的食物），这样才可呈现最佳的临床结果。适量食用高质量的食物将确保微量营养素（维生素、矿物质等）供应充足，获得适量的热量来源，都是保持身体健康的必要条件，同时不会增加体重。

这种饮食自然是地中海地区人民的典型特征（该地区农业发达，因此传统上饮食多样化），包括以适当（但不过量）的碳水化合物为基础的饮食，或各种适量的蛋白质来源和适量的脂肪。这是一种美味又营养的饮食方式，更是一种更可持续的长期饮食方案。

良好的健康生活方式还应该包括运动。再强调一次，适度运动也是有效的。即使是少量的日常运动，如爬楼梯、在户外与宠物玩耍或多走路，也对健康有很大好处。这些形式的身体活动也比商业组织经常推销的夸张健身计划更经济、更容易实现和更可持续。

目前，减肥与保持健康之间的关系有多大。这是经常出现的一个问题。健身和健康行业不断用瘦身照片轰炸我们，将其视为理想健康的典范，尤其是对于女性而言更是如此。不过，科学上并不支持这一点。许多模特的体重过低，而较低的体重并不总是意味着更健康。当然，体重会受到身高的影响，而且我们的身高差异很大，这使得我们更难进行比较。克服身高影响的一个简单测量方法是体重指数（body mass index，BMI），是体重除以身高的平方得出的数值，单位是 kg/m^2。尽管它不是一个完美的解决方案（例如，它可能受到不同水平的肌肉或骨量的影响），但它是比较大量人群的体重和了解健康关联的最简单的方法。许多研究都采用了这种方法。

美国心脏协会的一份科学咨询报告（大型专业协会的出版物总是更好，因为它们代表了专家组的共识）指出，体重过轻和超重的人都有更高的患病和死亡风险。这意味着模特的瘦身（通常 BMI $<$ 18.5 kg/m^2）比正常体重（BMI 在 18.5～24.9 kg/m^2 之间）更不健

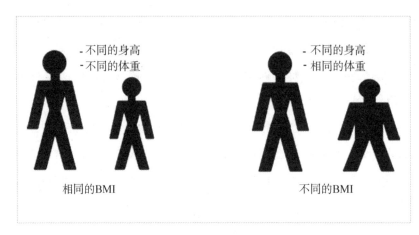

图 8-3　BMI 与肥胖的关系

注：在图中，两个人的身高和体重不同，但他们的 BMI 相似。相反，在右边的漫画中，两个人体重相同，但身高不同，因此他们的 BMI 不同。

康。另一方面，BMI ≥ 25 kg/m^2，属于超重和肥胖范围，也不健康。因此，适度减肥是理想的，可以避免体重超标，但也不要过度减肥。

＊　＊　＊

胰岛素不仅调节我们体内糖原、蛋白质和脂肪的产生和分解，也会在我们的大脑中发挥作用，可以调节体重的另一个因素是饥饿感。

大脑深处有一个被称为下丘脑的小区域，负责许多重要功能，包括调节大脑与激素、睡眠、口渴和饥饿之间的关系。所有这些都是大脑最基本的功能，也是进化过程中的早期功能。这些功能存在于所有具备大脑的动物体内。当胰岛素到达大脑的特定区域时，会激活该区域的下丘脑胰岛素受体，从而减少大脑中产生饥饿感的信号。每当你进食并且血糖水平升高时，胰岛素就会被释放到血液中，并到达你的大脑，会导致你的食欲降低。这就是为什么你吃完饭后通常不会很快感到饥饿的原因。吃淀粉可以更长时间地保持高血糖水平。由于淀粉吸收缓慢，比吃糖更能保持饱腹感，吃糖会导致胰岛素水平快速而短暂地达到峰值。

但胰岛素并不是调节饥饿的唯一激素。1949 年，杰克逊实验室自发地出现了一群有趣的小鼠，该实验室是一个生物医学机构，是研究我们的身体如何工作（以及疾病发生时身体如何无法正常工作）的最大和最好的小鼠模型来源之一。虽然他们的许多小鼠模型，尤其是今天的小鼠模型，都是使用基因工程工具以受控方式创建的，但其中出现的被称为"Ob 鼠"的奇怪小鼠是自发发育的。科学家在维护该设施的过程中，他们注意到，一些老鼠明显比同类老鼠胖，体重是正常老鼠的 3 倍。这些动物有充分的理由长得这么大：它们贪得无厌，吃得比它们的近亲多很多。也因此，它们被命名为"Ob 鼠"。"Ob"是"肥胖"的缩写。

这种突变小鼠在致力于维持动物群体的实验室中自发出现并不完全是偶然。实验动物通常是近亲繁殖，或者在近亲之间不断杂交，以减少它们作为个体的遗传多样性，为科学家提供更均匀的动物群体进行研究（这使得更容易发现特定改变的影响）。然而，与人类一样，如果在同一个家庭内杂交次数过多，就会面临传播罕见基因突变和罹患更多遗传疾病的风险。这就是为什么在大多数文化中不鼓励家庭内近亲结婚，并且在大多数国家中这是非法的。就实验动物而言，这可以带来一些非常有趣的发现。

"Ob 小鼠"出现的时候，除了观察到肥胖是通过隐性遗传方式代代相传之外，几乎无法理解导致这些动物极度肥胖的原因，表明了这种极端小鼠肥胖症是由一种有缺陷的基因引起的。该基因必须以突变形式从父母那里获得，才能在后代中产生肥胖症。

在 20 世纪 80 年代，对 DNA 分子结构和组织的理解让洛克菲勒大学的遗传学家杰弗里·弗里德曼（Jeffrey Friedman）提出了一个问题——是什么基因导致了小鼠的缺陷①。他发现这个基因包含了构建一种蛋白质的信息。这种蛋白质在当时是未知的，他们将其命名为瘦素。这个名字来自希腊语"leptos"，意思是苗条的。缺乏瘦素的动物无法保持苗条。

瘦素是一种在我们的脂肪组织中产生的激素。当你吃得太多并增重时，以甘油三酯形式储存脂肪的脂肪细胞会在血液中释放大量瘦素。它在血液中循环，直到到达下丘脑，其作用类似于胰岛素，可降低食欲。胰岛素和瘦素在抑制饥饿方面的区别在于，当你获得脂肪组织时，瘦素会在循环中持续好几天，而胰岛素则随着一天中血糖水平的升降而上下波动。瘦素可以帮助控制长期体重增加。这是你在大量进食后几天内饥饿感减轻的主要原因。

瘦素不仅可以减少饥饿感，还可以通过大脑中启动的信号循环激活脂肪细胞中的脂肪燃烧过程，从而减少 ATP 的产生并增加热量的释放。科学家注意到"Ob 小鼠"尽管很胖，但它们对冷很敏感，因此产生的皮毛比普通老鼠少。科学家发现，瘦素可以两种不同的方式来减轻体重：一种是通过防止饥饿来限制能量摄入；另一种是通过促进脂肪以热量的形式来增加能量消耗。总之，这些方法可以使正常动物保持更健康的体重。

瘦素不仅存在于小鼠体内，也存在于人类体内，而且其作用方式大致相同。这当然可能会让你想知道今天的肥胖者为什么不都服用瘦素来抑制肥胖的原因，既通过减少饥饿又通过增加热量损失来减肥。实验证明，给"Ob 小鼠"注射瘦素可以完全逆转其饥饿感和体重增加。研究还发现，瘦素对一些人类家庭的治疗非常有效，这些家庭与

---

① Friedman J M, Halaas J L. Leptin and the regulation of body weight in mammals [J]. Nature. 1998, (395):763-770.

小鼠有相同的基因突变，从而导致血液中瘦素的水平不足。

但不幸的是，瘦素对绝大多数肥胖者无效。相反，大多数肥胖者的血液中并不缺乏瘦素，而是含有相当多的瘦素——比正常人还要多。所发生的情况是，瘦素是由肥胖者增大的脂肪组织正常产生的，但当它到达大脑时，它无法正常工作。大多数肥胖者已经成为所谓的瘦素抵抗者：他们体内有瘦素，但他们的大脑对瘦素没有充分的反应，这样他们的食欲就不会受到控制。即使超重，他们仍然会感到饥饿。我们还不能完全理解为什么人们会对瘦素产生抵抗（对此我们正在努力！）。然而，知道这一点清楚地表明为什么使用瘦素治疗肥胖无效。一旦我们完全理解大脑对这种激素没有反应的原因，我们就有可能创造出能更有效地治疗肥胖带来的饥饿感的方法。

自从瘦素被发现以来，其他控制饥饿感的激素也被描述了出来。从你的胃、肠道和肌肉中释放的分子显然也参与了饥饿调节。即使你的环境和童年饮食等因素被排除在外。此外，我们还获得了关于肥胖背后的遗传决定因素的重要知识（这与你的遗传背景高度相关）。随着我们获得更多的知识，我们将有望更好地治疗这一重要的疾病。

*　*　*

肥胖不仅是限制人类寿命和健康寿命的疾病，还日益影响着我们最亲近的动物——宠物。宠物猫和狗现在越来越胖，并因此对它们的健康产生非常相似的影响。它们的预期寿命会缩短，与肥胖相关的老年疾病也会增加。

宠物肥胖的原因与大多数人类相似程度较高——过量进食与低能量消耗，这是由进化选择的暴饮暴食倾向所造成的。但是，宠物在进化中也有一个特定的特征，那就是人类的选择性繁殖。长期以来，人类一直对宠物有目的地驯养，旨在保持和强化它们的某些特质，如外

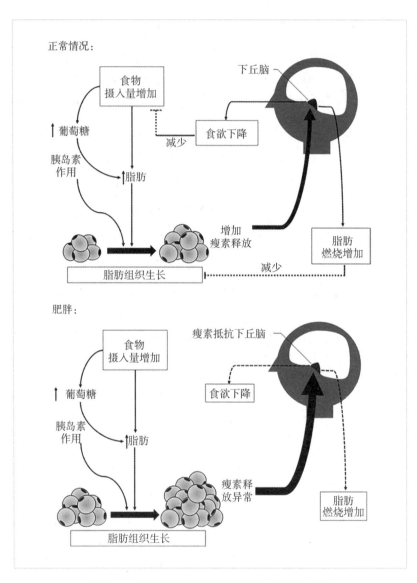

图 8-4　健康和肥胖受试者瘦素的分泌和作用

注：在上图中，显示了正常情况，其中脂肪摄取和胰岛素信号促进脂肪组织生长，从而促进瘦素释放。瘦素作用于下丘脑，降低食欲并促进脂肪燃烧。下图显示了肥胖的情况，尽管脂肪储存和血液中瘦素水平增加，但下丘脑对瘦素的敏感性降低，并且它触发的作用尚未完成。

表、智力和对人类命令做出反应的能力。这导致了拉布拉多犬肥胖，拉布拉多犬是一种特别容易超重的犬种。

一组研究人员在拉布拉多犬的基因组中寻找线索来解释为什么它们增加体重如此轻松的原因。[1] 他们发现许多拉布拉多犬的基因存在缺陷，该基因产生一种名为阿片黑素促皮质激素原（POMC）的蛋白质，这种蛋白质对于控制饥饿感很重要。许多拉布拉多犬没有这种功能性基因，因此在它们的大脑中失去了一种控制饥饿的重要介质。这意味着，当它们用充满爱意的眼睛看着我们人类时，它们肯定是爱我们的，但同时也表明其处于饥饿状态并乞讨食物。它们爱我们，有部分原因是我们是它们获取食物的来源……即使吃得再好，有这种缺陷的狗也会感到饥饿，因此如果允许它们获得食物，它们就会吃得过多。

更有趣的是，与作为家庭宠物的拉布拉多犬相比，缺陷基因在被选为辅助犬的猎犬中更为常见。这意味着缺乏足够的饥饿控制在某种程度上与学习和成为服务犬的能力相关。训练成为服务犬的过程通常是基于食物奖励。这是有道理的，因为促肾上腺素突变而特别饥饿的狗会更有动力对食物做出反应。可见这些看似有缺陷的动物在它们的行为上有了优势——它们成为一种有能力学习以食物为基础的服务性动物。这一特征是人类在不知不觉中通过世代选择选择出来的，这也是为什么这个品种今天特别容易发胖的原因。

不管怎样，发现特定的狗品种已经进化到能够很好地响应人类的需求并不令人惊讶。狗是人类饲养时间最长的宠物，几千年来，它进化出了许多与它们的祖先——狼不同的特征。这些特征使它们能够更

---

[1] Raffan E, Dennis R J, O'Donovan C J, et al. A deletion in the canine POMC gene is associated with weight and appetite in obesity-prone labrador retriever dogs [J]. CellMetab. 2016, 23(5):893–900.

好地理解人类并与人类互动，包括更多的碳水化合物味觉感受器（狼很少吃也不喜欢吃碳水化合物，但人类却吃丰富的碳水化合物），以及对人类需求的敏锐感知，以及如何以对人类有利的方式操纵人类。请记住，下次当拉布拉多犬充满爱意地向你乞讨食物时，它们当然爱我们，但这种爱是由选定的代谢错误所推动的。这种代谢错误很容易使它们因暴饮暴食而变得不健康。

* * *

尽管这在一定程度上是人类与这些动物的互动所选择的，但宠物和工作犬肥胖并不是我们希望的。但奇妙的事情发生了，我们不仅培育出了容易产生饥饿感和肥胖的狗，还改变了我们饲养的其他动物的新陈代谢方式。与肥胖相关的一个例子是猪。猪是人类饲养了数千年的另一种动物，其目的是为了更好地满足我们的生存需求。

野猪没有肥胖的倾向，而家猪则肯定会肥胖。猪的肥胖可能是我们饲养它们的主要原因。这种肥胖趋势是人类几千年来对猪进行选择的结果，人类将较大的动物进行杂交，直到其产生的后代在生长和脂肪含量方面更能满足人类的需求。最近，科学家根据现代对动物肥胖影响机制的理解，发现了猪肥胖的原因——与功能性解偶联蛋白缺乏有关。[1]

解偶联蛋白是线粒体中的蛋白质，允许我们食物中的部分能量转化为热量而不是 ATP，减少 ATP 的产生。它们的作用与 2，4 - 二硝基苯酚非常相似，这种有毒物质在 20 世纪初被用作减肥药，以类似于短路的方式降低线粒体"电池"功能的效率。家猪没有足够的解偶联蛋白，它们很好地保存了食物中的大部分能量。因此，比野生的猪

---

[1] Berg F, Gustafson U, Andersson L. The uncoupling protein 1 gene(UCP1)is disrupted in the pig lineage: a genetic explanation for poor thermoregulation in piglets. PLoS Genet. 2006,2(8):e129.

重,脂肪组织也比野生的猪多。

然而,节约能源和不产生热量也是家猪的缺点。小猪在寒冷的天气里很容易失去热量,但不会产生热量,因为它们的解偶联蛋白不起作用。这使得仔猪对寒冷非常敏感,养猪者必须牢记这一特性,以免新生仔猪死亡。

* * *

解偶联蛋白作为决定线粒体"短路"程度的途径,也参与人体体重的调节。正如猪体内缺乏解偶联蛋白会导致肥胖一样,人体内这些蛋白质的高活性也与即使在高热量饮食下也能抵抗体重增加的能力有关。①某些人体内只是由于这些蛋白质的活性更高,可以吃很多并保持苗条的身材。这些蛋白质的活性也与冬天保暖的能力有关。

激活人类体内的解偶联蛋白似乎是预防肥胖的一种绝妙方法,它可以将能量以热量的形式减少,而不是将多余的食物以脂肪的形式堆积起来。这是研究代谢过程的一个热门领域,其目的是治疗肥胖。然而事实证明,这些蛋白质很难直接用药物激活,这促使科学家们尝试了解我们如何以不同的方式调节蛋白质在体内的活动。希望这些研究不仅有助于治疗肥胖症,还可以进一步扩大我们对这种疾病的认识,从而可以采取最佳方式以避免其对健康带来的不利影响。

---

① Nedergaard J, Cannon B. The changed metabolic world with human brown adipose tissue: Therapeutic visions [J]. CellMetab. 2010, 11(4): 268 - 272.

第 9 章

糖尿病与新陈代谢

1922 年 1 月 23 日，14 岁的伦纳德·汤普森（Leonard Thompson）在多伦多大学医学院接受了实验性注射治疗，这很快改变了全世界糖尿病儿童的生活。这实际上是为这个病危的孩子所做的最后一搏。几天前他已经接受过类似的实验性注射，但症状没有任何改善。尽管可分离技术略有不同，两种注射液均含有从动物胰腺特定部位分离出来的混合物质，然而第二次注射起了作用。在接下来的几天内，这位年轻患者的病情得到了显著改善。这次治疗效果让医生惊喜不已。

1921 年之前，得了 1 型糖尿病，就是伦纳德·汤普森患有的那种经常影响儿童和青少年的糖尿病，就等于被判了死刑。每 10 000 名原本健康的儿童中，大约有 24 名会出现体重减轻、饥饿和口渴加剧，以及产生大量酮体所特有的气味。他们的病情就会逐渐恶化，直至昏迷并最终死亡。当时，没有任何有效的治疗方法能够以任何显著的方式为他们提供帮助。而减少导致昏迷和死亡的酮体产生的唯一已知方法是对这些儿童禁食。但对体重已经明显减轻的儿童而言，禁食根本没有任何帮助。

当胰岛 β 细胞死亡并且身体无法产生和分泌胰岛素时，就会发生 1 型糖尿病。然后，身体会通过正常胰岛素水平较低期间（如两餐之间的禁食期）发生的所有代谢过程来应对胰岛素缺乏。

尽管血糖水平很高，但在1型糖尿病中，由于缺乏胰岛素，细胞无法吸收葡萄糖。相反，胰高血糖素型信号传导还会促进肌肉蛋白质分解，释放氨基酸，这些氨基酸用于在肝脏中产生更多葡萄糖。这会将血液中的葡萄糖水平提高到更高的水平。

为了提高已经很高的血糖水平而消耗肌肉组织，似乎是一种不充分的代谢反应，当然也是一种不受欢迎的反应。然而，我们的个体细胞并不具备智能。相反，它们对缺乏胰岛素的反应是代谢反应，这种反应总是发生在缺乏这种激素的情况下——肌肉中的蛋白质降解和肝脏中的葡萄糖生成。唯一能够赋予细胞反应明显合理性的现象是进化，而进化并没有让我们为一种影响不到1％人口的疾病做好准备。

除了促进肌肉流失和血糖水平升高之外，1型糖尿病还会导致所有储存脂肪的组织分解，从而增加血液中的脂肪酸水平。这些脂肪酸的一部分被用作许多器官的燃料，包括肝脏。在肝脏中，脂肪酸分解产生酮体，类似于我们之前看到的摄入低碳水化合物的情况。不同之处在于，在1型糖尿病中，由于长期完全缺乏胰岛素，酮体的产生要高得多。

与我们即将讨论的2型糖尿病不同的是，1型糖尿病与肥胖无关，而是与免疫系统有关，免疫系统攻击和破坏胰腺中被称为胰岛的细胞群。这种破坏的原因尚不完全清楚，但似乎包括遗传和环境因素。直到1921年，这种对β细胞的破坏危及了所有受影响的年轻患者的生命。1921年以后，科学知识已经发展到我们能够补充这些患者所缺乏的蛋白质——胰岛素的程度。

* * *

关于胰岛素、1型糖尿病和科学事业如何发生联系的故事是鼓舞

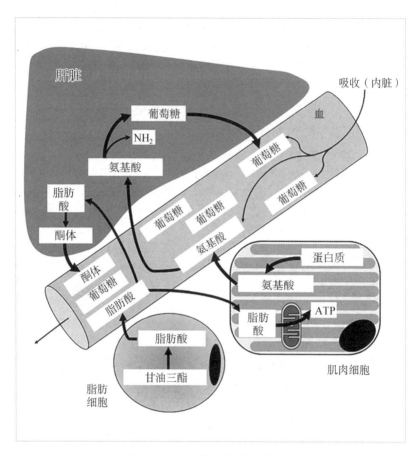

图 9-1　1 型糖尿病的代谢紊乱

注：在缺乏胰岛素的情况下，我们的身体就无法代谢葡萄糖。葡萄糖的含量升高，成为危及生命的消耗性疾病。

人心的。它讲述了科学如何起作用，好奇心如何推动我们改善生活，进而使我们能够推动新的科学进步的生动案例。

　　为了达到用胰岛素治疗糖尿病的目的，科学家需要知道这种疾病是由来自胰岛 β 细胞的分子引起的（该分子被称为"胰岛素"，因为它来自这些胰岛）。胰岛由德国解剖学家保罗·朗格汉斯（Paul

Langerhans）于1869年首次描述，因此通常被称为朗格汉斯岛。他看到一些看起来与胰腺其他部分不同的细胞群点缀在其表面，就像小岛一样。他不仅描述了胰岛，还描述了其中不同类型的细胞，包括β细胞，尽管对其功能和这些不同细胞类型的种类尚不清楚。

胰腺参与糖尿病病理的想法来自约瑟夫·冯·埃林和奥斯卡·闵可夫斯基于1889年进行的实验。这些科学家试图用一种技术来了解胰腺的功能。以今天的标准来看，这种技术可能听起来很残忍，但实际上，我们身体中大多数器官和组织的功能就是这样被发现的：通过切除胰腺，看看动物身上发生了什么。在一个无菌外科手术仍处于发展的时代，做到这一点是一个不小的壮举。科学家们小心翼翼地切除狗的胰腺，设法让手术后的狗存活下来，并在接下来的几周内记录它们的身体情况。他们发现，没有胰腺的动物出现的症状与患有糖尿病的儿童完全相同：饥饿、口渴、体重减轻、血液和尿液中的高血糖。与患有糖尿病的儿童一样，这些动物也逐渐陷入昏迷并最终死亡。

虽然通过切除一个器官来研究其功能在今天看来像是一项粗野的实验，但通过切除一个生物体的组织来发现它的作用的技术至今仍在使用。我们现在不会对整个器官进行处理，我们通过消除特定的基因、蛋白质和分子的功能，以观察其后果。如今科学家们已经培育出数千种所谓的"基因敲除动物"，其中存在缺失的基因，并且可以研究该基因的作用。这些动物是了解糖尿病、帕金森病、阿尔茨海默病、肥胖症、癌症、遗传性儿童疾病等多种疾病的宝贵工具，它们也有助于研发针对这些疾病的新疗法。

在胰腺被确定为某种导致糖尿病的因子来源后，20世纪早期的进一步研究确定了胰岛是胰腺中产生这种因子的部分。切除胰岛但保留胰腺的其余部分会导致糖尿病。相反，去除胰腺的其余部分（产生帮助消化的酶）而保留胰岛不会导致糖尿病。

根据这些发现，从动物胰岛中分离出这种因子并用它来治疗人类糖尿病患者成为许多研究人员的梦想。1920 年，刚从战争中归来的加拿大外科医生弗雷德里克·班廷（Frederick Banting）萌生了这样的想法，他向多伦多大学著名研究员约翰·麦克劳德（John Macleod）提出了尝试分离胰岛因子来治疗糖尿病的建议。① 大多数人认为，麦克劳德对这个想法的可行性或班廷的能力并不看好，但仍然给班廷分配了一个职位，并提供了一名实验室研究助理和几条狗来配合他的研究。

据报道，查尔斯·贝斯特（Charles Best）当时刚刚被聘为麦克劳德实验室的研究助理，他在掷硬币中获胜，被任命为班廷的助理。对于班廷来说，贝斯特拥有出色的实验室技术。这是一个非常幸运的时刻，对他们自 1921 年开始的研究无疑提供了很大的帮助。他们尝试了许多不同的技术，从胰岛中分离出一种提取物，这种提取物可以拯救患有糖尿病的狗。这个过程非常棘手。胰腺的其余部分有消化酶，包括分解蛋白质的酶，这些酶会降解胰岛提取物中的胰岛素。经过多次失败的尝试后，他们提出了首先结扎胰腺的想法，这种手术会阻碍消化酶的消除，使那部分胰腺组织死亡，同时仍然保留胰岛。几天后，在第二次手术中，他们能够切除胰岛并提取胰岛提取物。令人难以置信的是，这种提取物能够让患有糖尿病的狗活下去，并降低其血糖水平。

在 1921 年 12 月的一次会议上，班廷公布了这些令人兴奋的结果。人们既对班廷抱有希望，也给予班廷严厉的批评。这可能是因为班廷过于紧张且缺乏令人信服的公开演讲能力。即使是多伦多小

---

① https://www. sciencehistory. org/historical-profile/frederick--banting-charles-best-james-collip-and-john-macleod（accessed April 7th, 2019）.

组知道他们的技术仍然需要改进。尽管他们已经证明这种治疗形式是可能的，但因为涉及的外科手术非常复杂，在当时他们很难持续地生产功能性的提取物。

大约在那个时候，詹姆斯·科利普（James Collip）加入了该小组，并帮助双方生产开始尝试对人体进行治疗所需的大量提取物，并攻克技术难关。他们发现，使用酒精进行严格的冷却有助于分离出功能性胰岛素。这些条件后来被确定为比胰腺结扎手术本身更重要的最终结果。随后，该小组开始进行人体试验，于1922年初对伦纳德·汤普森进行治疗，随后又对其他儿童进行治疗，取得了非常积极的结果。

很快，多伦多小组不仅因为有能力治疗1型糖尿病而闻名于医学界，而且也被患病儿童的家庭所熟知。他们会远道而来，试图把这些孩子从这种疾病中拯救出来，直到那时，糖尿病都还意味着死亡。该小组早期治疗的许多患者使用胰岛素活了几十年。多伦多小组不断提高医疗水平，为慢性糖尿病患者提供更好的胰岛提取物。

班廷和麦克劳德因这一发现于1923年获得了诺贝尔生理学或医学奖，与贝斯特和科利普分享了这一奖项。那时，多伦多大学医学院和礼来公司已经开始商业化生产胰岛素，现在使用的是从屠宰场获得的猪和牛的胰腺。多伦多大学医学院还对医生进行了使用胰岛素治疗糖尿病的培训。这种疾病的严重性加上治疗的有效性，实现了现代医学中最快、最有效的从实验室到临床治疗的成功转化。

* * *

在20世纪20年代初，胰岛素、糖尿病和科学发展之间的关系并没有停止。相反，了解胰岛素成为许多科学家的兴趣所在，这带来了新的知识，反过来又再次促进了糖尿病以及许多其他疾病的治疗。

1923 年之后，许多人开始研究治愈这种疾病的分子的特性，[①] 这有助于了解其大小和特征。这些研究也有助于开发研究其他蛋白质特性的工具。

20 世纪 50 年代，弗雷德里克·桑格（Frederick Sanger）和他的同事在与胰岛素相关的生物学领域取得了重大突破：他们花费了很多心血——确定了组成这种小型蛋白质的氨基酸序列，确定了胰岛素的初级结构。了解分子的结构是理解分子如何起作用的重要一步，因为结构决定功能。而桑格在 1958 年因为确定了蛋白质中氨基酸的第一个序列而获得了诺贝尔化学奖。

了解胰岛素的结构后，科学家们可以通过将氨基酸以正确的顺序拼接在一起来生产胰岛素，而不再是从动物身上分离。胰岛素再次成为第一个利用这一科学原理取得突破的蛋白质。

这种合成胰岛素被证明与天然分子一样有效，证明结构确实决定了它的功能。但是，这样做非常困难而且成本高昂，无法进行大规模的商业生产以治疗患者，因此动物胰岛素的使用仍维持了一段时间。

1964 年，另一位诺贝尔奖获得者多罗西·克劳福特·霍奇金（Dorothy Crowfoot Hodgkin）确定了胰岛素中氨基酸在三维空间中的排列方式，她利用 X 射线被胰岛素衍射的方式生成了其结构的 3D 模型，这又是第一次揭示蛋白质的立体结构。X 射线在 20 世纪 50 年代就被用来确定 DNA 的结构，这在当时是一项巨大的成就，但 DNA 的结构复杂性远低于蛋白质，确定胰岛素等小型蛋白质的结构又是一项重大突破。

---

① Ward C W, Lawrence M C. Landmarksin insulin research［J］. Front Endocrinol (Lausanne). 2011(2):76.

20 世纪 70 年代初，科学家们已经深入了解了 DNA 如何携带遗传信息，以及这些信息如何决定氨基酸的序列。他们还了解到，从细菌到人类的所有生命形式中，利用 DNA 信息制造蛋白质的途径本质上是相同的。理解了这一点，科学家们就可以梦想将微生物中的 DNA 部分拼接在一起，使它们产生我们感兴趣的蛋白质。因此，科学家第一个想到的蛋白质就是胰岛素。[①]

在此之前，胰岛素仍然是由动物胰腺（主要是猪）生产的，这一过程需要一吨胰腺才能生产约 500 g 胰岛素。人们有理由担心，面对全球胰岛素需求不断增长的情况，这种生产是不可持续的。动物胰岛素也与人类略有不同（猪有 1 种不同的氨基酸；牛有 3 种），可能携带来自其分离动物的污染物。显然需要更好的胰岛素来源以满足世界的需求。

在 20 世纪 70 年代，人们努力将产生人胰岛素的遗传信息插入无害的转基因（重组）细菌中，将这些细菌转化为高效的非动物胰岛素生产机器。在 70 年代末，这一令人难以置信的壮举实现了。该创举不仅涉及非常新的技术，还涉及大量关于重组 DNA 技术是否应该做什么的限制性伦理讨论中。20 世纪 80 年代初，用细菌生产的人胰岛素已经上市，并且是当今唯一使用的胰岛素。

通过重组 DNA 技术生产胰岛素启动了一系列使用转基因生物的应用，这包括治疗凝血疾病、促进血细胞生成、调节免疫系统、促进生长等的蛋白质的生产。

基因生物工程的应用不仅限于医学领域。还可用于工业过程，如需要生产特定酶的过程。如今，我们越来越多地通过这项技术开发改良食品，这些食品营养更多，生长更快，使用更少的资源或需要更少

[①] Johnson Is Human insulin from vecombinant DNA technologh [J]. Science, 1983, 219: 632 - 637.

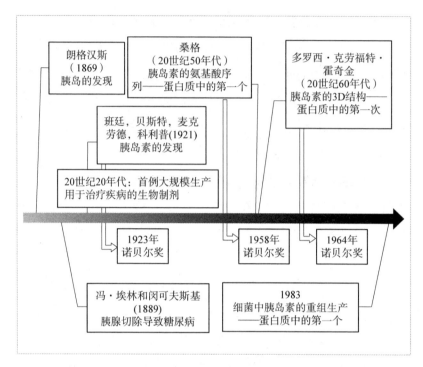

图 9-2　与胰岛素研究相关的生物医学科学的突破

注：胰岛素不仅作为一项非常重要的研究课题，而且通过研究它还促进了科学的重大发展。胰岛素研究人员也获得了许多诺贝尔奖。

的农药。因此，转基因食品在养活不断增长的人口的同时，也有利于改善我们的环境。正如人们最初害怕胰岛素生产技术，但之后又接受它一样。事实上，转基因食品比"正常"食品经过了更仔细的研究。许多人只是本能地厌倦转基因食品。

＊　＊　＊

虽然 1 型糖尿病是一种罕见疾病，但不幸的是，2 型糖尿病目前已成为一种常见疾病，并且发病率随着年龄而增长，它已成为影响人类生活质量的重要决定因素。当今世界 90％～95％ 的糖尿病患者患有 2 型糖尿病，在一些国家，65 岁以上人口中有 25％ 患有这种疾病。

　　1型糖尿病和2型糖尿病都涉及血糖水平升高，但这两种疾病在其影响的人群和产生这些疾病的代谢方面是完全不同的。1型糖尿病通常在儿童和青少年中被诊断出来，而2型糖尿病通常在生命后期发生。1型糖尿病与肥胖或饮食史无关。2型糖尿病与肥胖密切相关，在某些情况下，这种疾病可以通过减肥来预防甚至逆转。这并不是说2型糖尿病没有遗传因素，应该只"归咎于"个人的饮食习惯。事实上很清楚，2型糖尿病比1型糖尿病更依赖于遗传因素。就像之前讨论过的肥胖症一样，我们吃得过多和喜欢高热量食物的倾向在很大程度上是由我们的基因决定的，因此也决定了我们患2型糖尿病的倾向。

　　2型糖尿病在分子水平上也与1型糖尿病不同。虽然1型糖尿病患者无法产生胰岛素，但2型糖尿病患者的血液中胰岛素水平往往很高。通常，高胰岛素会导致血糖降低。正如先前提到的，胰岛素帮助我们的细胞吸收这种糖分子并从中产生其他分子（包括糖原和脂肪）。但对于2型糖尿病患者来说，问题主要不在于胰腺中胰岛素的产生和分泌，而在于体内其他细胞如何感知胰岛素并做出反应。2型糖尿病患者的胰岛素受体蛋白（与不同细胞中的胰岛素结合）以及其他蛋白质存在缺陷，这些蛋白质允许细胞通过预期产生的代谢变化对胰岛素做出反应。结果是虽然胰岛素存在于血液中，但细胞没有对其做出反应，也没有按照应有的方式吸收血糖。因此，葡萄糖残留在血液中，从而慢慢导致神经和循环系统受损。

　　与1型糖尿病不同的是，1型糖尿病从一开始症状就很严重，而且这种疾病不可能长时间未被诊断出来，而2型糖尿病可能是一种无声的疾病，其症状并不明显，并且可以在没有被明确诊断的情况下持续数年。发生这种情况是因为对胰岛素的反应通常是部分丧失的，因此会产生大量酮，最终导致酮症酸中毒。

胰岛素信号的丧失也可能是组织特异性的。有些器官受影响，而有些器官不受影响。一般来说，2 型糖尿病患者的肝脏对胰岛素反应不灵敏，因此会分解蛋白质并产生葡萄糖，使血液中的血糖水平更高。此外，脂肪组织，也就是我们产生和储存脂肪的地方，在早期往往对胰岛素反应灵敏。因此，与 1 型糖尿病患者不同，2 型糖尿病患者通常会以脂肪的形式增加体重，同时血糖升高，肝脏会分解蛋白质以产生更多葡萄糖。

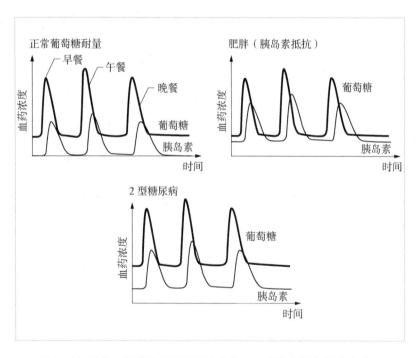

图 9 - 3　健康、肥胖和 2 型糖尿病患者一天中的血糖和胰岛素水平

注：由于饮食、胰岛素和胰高血糖素的分泌，血液中的葡萄糖浓度在一天中呈波动状态。在显性 2 型糖尿病之前，当血糖持续高时，肥胖者表现出正常的血糖模式，尽管是以每餐后胰岛素释放增加为代价的。这是胰岛素抵抗的特征。在 2 型糖尿病患者中，胰岛素是存在的，但不能将两餐之间的血糖降至正常水平。

　　不幸的是，所有这些不良代谢事件发生的频率越来越高。2型糖尿病是一种与寿命延长、容易获得高热量食物和运动量少相关的疾病，所有这些在过去几十年中都有所增加。治疗方案多年来不断发展，不仅包括胰岛素（在2型糖尿病患者中大量使用时可以发挥作用），还包括减少葡萄糖吸收、促进胰腺中胰岛素分泌和减少肝脏中葡萄糖产生的药物。治疗还可以包括限制食物摄入的手术，例如减肥手术。由于2型糖尿病患者的临床表现差异很大，所以针对每位患者的治疗方案都应有所不同。

　　限制食物摄入和增加运动也是控制2型糖尿病的关键。但鉴于大多数患者有暴饮暴食的遗传倾向，他们很难在饮食上坚持这一点。从这个意义上说，新的科学发现将有助于人们控制食物摄入和对美食的渴望。再次强调，了解该疾病的机制对于控制其影响至关重要。

　　从这个意义上说，2型糖尿病在理解上仍然面临新的挑战，因为它涉及许多不同器官中胰岛素信号通路内分子的复杂变化，而且这些变化在每个人身上的表现方式也不尽相同。在科学领域，我们已经知道了很多，但也正因为如此，我们仍然还有很多新的领域需要研究。

第 10 章

大脑的新陈代谢

20世纪80年代早期，加利福尼亚北部出现了一组7名患者[1][2]，他们都有令人费解的症状，所有人都相对年轻（年龄在26～42岁之间），而且很快就出现了大部分身体（如果不是全部的话）严重无法活动的情况。除此之外，他们几乎没有什么共同之处。一些人最初被认为患有精神疾病，比如紧张性精神分裂症，这种疾病也会影响他们的行动能力。然而，经过检查，他们的肢体有帕金森病的特征，而不是精神分裂症。不符合帕金森病诊断的是，这些患者的年龄很小，而且他们很快就出现肌强直。典型的帕金森病患者年龄较大，症状逐渐出现。

在确诊他们患有帕金森病的同时，还发现他们表现出该疾病的其他特征（包括震颤、认知能力变化和面部皮肤变化）。他们对多巴胺的反应也很好，这种药物有助于补充这种疾病中较低的神经递质（神经递质是介导脑细胞之间交流的化学物质），纠正患者的运动问题。事实证明，他们对多巴胺的反应与长期帕金森病患者完全相同，包括

---

① Langston J W. The MPTP story. J Parkinsons Dis, 2017(7):S11 - S19.

② Langston J W, Ballard P, Tetrud J W, Irwin I. Chronic Parkinsonism in humans due to a productofmeperidine-analog synthesis. Science, 1983(219):979 - 980.

出现严重的不良反应，即运动障碍，这是一种以过度不自主运动为特征的不同神经系统疾病，这会使对帕金森病强直的治疗变得复杂。

可是，为什么在加州北部突然出现了7名帕金森病早发、快发的患者呢？该疾病的非典型年龄和进展，以及所有患者都居住在同一地区的事实，表明是环境原因造成的。

参与的医疗团队经过广泛调查确定：这些患者唯一的共同特点是，他们都服用了一种被称为"合成海洛因"的新型治疗药物，这种药物最近出现在当地的地下市场。随后，医疗队通过警方突击搜查和"友好的毒贩"那里取得了该毒品的样本，并测定了其化学成分。"合成海洛因"含有一种名为1-甲基-4-苯基-4-丙酰氧基哌啶（是的，生化学家喜欢长的专业的名字，但我们简称其为MPPP，让它更简单……）。MPPP是一种阿片类镇痛剂，是"合成海洛因"制剂的预期分子。然而，样品中还含有大量另一种化学物质，即1-甲基-4-苯基-1，2，5，6-四氢吡啶（简称MPTP），它是MPPP合成的副产品，而这种物质本身并不存在。

MPPP是20世纪80年代一种新的毒品，几年前由一位名叫巴里·基德斯顿（Barry Kidston）的化学研究生在马里兰州发明。他利用自己的专业知识在家里的一个改造实验室中开发了新的阿片类药物分子。他的目标是生产能够产生与阿片类药物相同"快感"的新型合法药物，而阿片类药物已经受到当局的监管。基德斯顿以一种半开玩笑的方式推销和制造新的、尚未被禁止的分子，以规避违法行为……

1976年，他设计了一种合成方法来制造MPPP，并自己使用了这种自制的提纯化学品几个月，没有发现任何不良反应（至少对他来说不是不想要的反应）。然后他开始"偷懒"，尝试通过一系列捷径来简化MPPP的合成。在他使用这种捷径"草率、分批次"（正如他所描述的）后不久，他就出现了帕金森病的症状，急需寻求医疗救助。当他描述自己的故事和症状时，医生怀疑他的神经元因他服用的药物而受损，但无法将他的帕金森病与他在自己身上进行"实验"（非常不科学）时使用的多种药物中的某种特定药物联系起来。

几年后，基德斯顿因持续吸毒而去世，医疗小组对他的大脑进行了检查。它显示出帕金森病的典型症状：大脑特定区域黑质（因其深色而得名）的细胞遭到破坏。他的临床情况和尸检结果均由最初为他治疗的医生发布。① 诸如此类的论文对于之后的新发现并解开医学谜团非常重要。

加利福尼亚州的医生阅读了这篇论文，帮助他们了解了这 7 名帕金森病患者的群体表现。他们将 MPTP 确定为引起症状的药物的主要成分，从而加深了对基德斯顿病例的理解。他们的患者没有像基德斯顿那样尝试过许多自制的新化学物质，而只使用含有 MPTP 的 MPPP 制剂。这表明 MPTP 是导致帕金森病的分子。

有了这些新知识，加利福尼亚州的研究小组也发表了他们的研究结果，这样科学界就可以从他们的发现中进行学习。②③

现在，大多数人会认为全世界都知道准备不足的"合成海洛因"会造成严重的脑损伤，这进一步支持了非法药物实际上应该保持非法身份的观点。然而，科学家们天生富有创造力，很快就发现了 MPTP 与帕金森病之间存在关联的潜在有用的副产品。

---

① Davis G C, Williams A C, Markey S P, Ebert M H, Caine E D, Reichert C M, Kopin I J. Chronic Parkinsonism secondary to intravenous injection of meperidine analogues [J]. Psychiatry Res, 1979, 1(3):249 - 254.

② Davis G C, Williams A C, Markey S P, Ebert M H, Caine E D, Reichert C M, Kopin I J. Chronic Parkinsonism secondary to intravenous injection of meperidine analogues [J]. Psychiatry Res, 1979, 1(3):249 - 254.

③ Betarbet R, Sherer T B, MacKenzie G, et al. Chronic systemic pesticide exposure reproduces features of Parkinson's disease [J]. Nat Neurosci, 2000, 3(12):1301 - 1306.

描述加利福尼亚州患者的论文发表仅一天后，由一家供应研究设施的大公司作为实验室化学品零售商的 MPTP 就被抢购一空。原因是世界各地的动物研究人员都想要测试这种化学物质是否可以用于在实验室大鼠和小鼠中生成帕金森病模型，从而利用它们更好地了解这种疾病。当时，还无法在动物身上诱发这种疾病来进行研究。

事实上，MPTP 在动物中可用作帕金森病的诱导剂，并用于对这种疾病进行数据研究。MPTP 还能促进培养的脑细胞中帕金森病的变化。这是科学家用来了解该疾病、开发预防和治疗该疾病的新方法的另一种模型。

* * *

使用 MPTP 促进帕金森病的小鼠模型并不完美（与任何其他研究模型一样），但极大地提高了我们对这种疾病如何发生的认识，包括寻找能量代谢与其神经系统症状之间的联系。MPTP 如何促进帕金森病？答案在于它促进大脑内线粒体的变化。

在 MPTP 被描述为能够在实验动物中重现帕金森病症状后，一种名为鱼藤酮的天然杀虫剂和鱼毒素被发现也具有类似的效果。[①] 鱼藤酮已经被研究新陈代谢的研究人员所熟知，它对线粒体有明确的影响。鱼藤酮抑制 NAD 中电子的去除，NAD 是我们看到的分子之一，在电子从被我们遵循的许多代谢途径分解的分子中去除后，将电子传送到线粒体膜。在线粒体膜内，这些电子减少呼吸的氧气，产生水和细胞的能量货币，即富含能量的 ATP 分子。当鱼藤酮存在时，电子无法在 NAD 中移除和积累。线粒体中的氧化磷酸化过程停滞，而我

① Betarbet R, Sherer T B, MacKenzie G, et al. Chronic systemic pesticide exposure reproduces features of Parkinson's disease [J]. Nat Neurosci, 2000,3(12):1301-1306.

们的细胞无法在线粒体中以 ATP 的形式产生能量。这使得细胞只有很少的能量来维持存活，这就是高剂量的鱼藤酮几乎可以杀死任何细胞的原因。

然而，低剂量的鱼藤酮，特别是直接用于大脑时，并不会杀死动物，但会导致大脑中某个特定区域的功能丧失，即黑质，从而导致帕金森病的症状。这条线索表明，帕金森病与人体能量代谢的衰竭有关，特别是与从 NAD 中去除电子的能力下降有关。

谜题中的第二条线索与理解帕金森病的病因有关，发现 MPTP 可以在我们的细胞内产生与鱼藤酮非常相似的分子，也能抑制 NAD 氧化。换句话说，导致帕金森病的两种单独治疗方式会影响线粒体内的相同代谢过程。这表明，线粒体过程是该疾病发生的核心事件。

随后，许多研究人员对未接触 MPTP 或任何其他线粒体毒素的患者的线粒体功能进行了研究。他们发现自发性帕金森病患者确实存在线粒体改变，[1] 一些与遗传性帕金森病相关的基因是产生负责 NAD 氧化的线粒体蛋白的基因。

如今，我们知道黑质是大脑的一个区域，对 NAD 电子去除功能的缺乏非常敏感。当这一过程受到哪怕很小的抑制时，该区域的神经元（脑细胞）也会死亡，结果就是帕金森病中出现的运动障碍。给患者提供这些神经元通常产生的神经递质分子可以帮助控制运动障碍。但不幸的是，这项研究无助于脑细胞的恢复，因为这些细胞通常不会在成年后再重新生长。现在，已经研发出来新的手术方案，用以帮助更晚期的患者，包括"关闭"大脑中产生过多运动的区域的手术，以

---

[1] Keane P C, Kurzawa M, Blain P G, et al. Mitochondrial dysfunction in Parkinson's disease [J]. Parkinsons Dis, 2011:716871.

及对缺乏活动的大脑区域进行电刺激的手术（你可能会感到惊讶，但我们的脑细胞就是通过其膜上的电活动来工作的——思维就是电！）。免疫、遗传和细胞治疗方案也正在被迅速开发，有望在不久的将来帮助更多的患者。

＊ ＊ ＊

帕金森病并不是唯一一种可以通过抑制线粒体过程而引发的脑部疾病。亨廷顿病是一种具有毁灭性且罕见的疾病，也与线粒体缺陷有关。这种疾病是遗传的，由单个基因的问题引起，受影响的父母或孩子有50%的概率在以后的生活中患上这种疾病。症状通常始于成年期，表现为无法控制的抽搐、情绪和心理的变化。

科学家发现，亨廷顿病患者的大脑，特别是叫作纹状体（导致这些运动改变）的部位，其线粒体存在缺陷。这些缺陷涉及来自FAD的电子的异常使用，FAD是我们看到的另一种电子转运蛋白，与NAD一起，帮助收集线粒体膜中的电子，最终产生能量。此外，用3-硝基丙酸——一种与线粒体FAD相关的化学物质进行治疗的动物与亨廷顿病患者一样出现了运动障碍，并且纹状体中的神经元也受到了损害。[1]

虽然被抑制的确切代谢点不同，受影响的大脑区域也不同，但线粒体能量产生功能中的两种不同障碍强烈影响大脑两个不同区域的细胞功能。这并不奇怪，因为大脑只占我们体重的2%左右（大脑的平均重量约为1.4 kg），在我们不运动的时消耗我们约20%的能量。[2] 就能量而言，大脑是一个要求很高的器官——思考、协调运动

---

[1] Saulle E, Gubellini P, Picconi B, et al. Neuronal vulnerability following inhibition of mitochondrial complex II: a possible ionic mechanism for Huntington's disease [J]. Mol Cell Neurosci. 2004, 25(1): 9-20.

[2] https://www.scientificamerican.com/article/thinking-hard-calories/.

和所有其他大脑功能对我们的细胞来说都是高级活动，它们的能量消耗反映了这一点。因此，即使线粒体产生理想能量的微小减少也会对大脑产生巨大影响，如帕金森病和亨廷顿病。由于大脑的每个区域的细胞和代谢特征都略有不同，线粒体功能的特定缺陷对大脑的某些区域的影响比对其他区域的影响更大。

* * *

除了帕金森病和亨廷顿病这两种在成年期发病的疾病外，还有一大类不同种类的儿童疾病，它们会影响大脑，涉及线粒体功能缺陷。这些疾病统称为线粒体疾病，其中许多是线粒体 DNA 的缺陷。

构建线粒体的信息存在于大约 3 000 个不同的基因中。几乎所有这些基因都储存在细胞核中，就像我们细胞内的所有其他基因一样。然而，构建 13 种不同线粒体蛋白所必需的基因本身就储存在线粒体内部。事实上，线粒体是细胞中除细胞核外唯一拥有自己 DNA 的细胞器，因此储存了部分自己的遗传物质。这种线粒体特征使科学家得出结论，认为这种细胞器是很久以前从独立的生物进化而来的，与今天的细菌有关。

尽管在 DNA 中只有一小部分构建线粒体所需的信息，但这些信息也与蛋白质的生成有关，而蛋白质对线粒体产生 ATP 至关重要。线粒体基因不仅是必不可少的，而且很脆弱，它有保护和修复机制以保持其功能正常，但它们不如那些在细胞核中维护 DNA 的细胞有效。此外，线粒体 DNA 在细胞内处于一个特别危险的地方，线粒体中发生的代谢反应会产生大量自由基（我们将在后面看到）。自由基很容易损伤 DNA。因此，线粒体中的 DNA 受到自由基的伤害更大，并且很难从这种损伤中恢复过来。它没有像细胞核 DNA 那样有效的保护和修复机制。

因此，线粒体 DNA 有时会累积损伤。当足够大的部分被破坏，或者许多备份被破坏（我们每个细胞中通常有数百个线粒体 DNA 备份），线粒体就不能充分产生，疾病就会发生。

线粒体 DNA 疾病遗传自我们的母亲（我们所有的线粒体 DNA 都是从她那里获得的），并且其症状差异很大。每个患者中这种 DNA 的损伤以及受损线粒体 DNA 分子的数量都不同。然而，这些疾病通常影响最消耗能量的器官，包括大脑和肌肉。线粒体 DNA 相关疾病是儿童发育迟缓的重要原因，影响着大约万分之一的人。

因为缺陷只存在于线粒体 DNA 中，所以即使母亲受到线粒体 DNA 突变的影响，在婴儿发育之前替换线粒体也能产生一个完全健康的孩子。这可以在实验室中使用健康捐赠者的线粒体进行体外受精。这个过程被称为线粒体替代疗法，但最常见的是"三亲婴儿"一代。其原因在于婴儿将拥有母亲和父亲的 DNA，以及来自健康捐赠者的少量线粒体 DNA，而健康捐赠者没有母亲的线粒体 DNA 缺陷。只有一小部分遗传物质来自线粒体供体，所以这个"第三个父母"不会对孩子的个人特征产生影响，但这一小段 DNA 对一个拥有完整线粒体功能的健康婴儿至关重要。

线粒体替代疗法已被批准，成为英国辅助生殖诊所的符合伦理的优选项。携带线粒体 DNA 突变的母亲现在有了选择，可以在保持家族遗传特征的同时生出健康的婴儿。

* * *

由于与新陈代谢的联系，这里必须提到的另一种大脑疾病是阿尔茨海默病。在发达国家，大约 10% 年龄大于 65 岁的成年人患有这种疾病。随着越来越多的人步入老年，受影响的人数正在迅速增加。

阿尔茨海默病发病率的增加不仅与寿命的延长有关，还与我们不断扩大的腰围有关，科学家仍在努力寻找其中的原因。目前已知，肥胖会大大增加患阿尔茨海默病的机会，而节制饮食和锻炼可以预防疾病的发生，或者可以减少疾病的进展。由于肥胖者在许多发达国家日益增多，这种疾病已成为导致死亡和残疾的主要原因。

我们希望，未来的研究能够揭示阿尔茨海默病的发生机制以及这些机制与肥胖之间的关系，帮助我们制订新的、更好的策略来预防和治疗这种疾病。目前，预防肥胖有助于遏制更多严重疾病的知识有望提醒更多人注意饮食并进行某种形式的锻炼。

* * *

最后一种涉及新陈代谢的大脑疾病是卒中。这是大脑血液流动不良的结果。卒中可能发生在年轻人身上，通常是因为通往大脑的血管出现问题。然而，最危险的人群是老年人，特别是那些患有糖尿病、高血压等疾病以及血液中胆固醇和其他脂质成分发生变化的人，这些疾病会导致血管受损。受损的血管会发生堵塞，导致大脑供血不足，从而导致卒中。

神经元是大脑中负责思维过程的细胞类型，特别容易受到血流不足的影响。这是因为它们的代谢特征。神经元的代谢途径比大多数细胞少，因此无法利用从脂肪或氨基酸中产生的ATP。相反，他们几乎完全依赖葡萄糖和葡萄糖衍生的乳酸提供能量，这是由大脑中邻近的细胞产生，用以满足其重要的能量需求（正如我们之前所见，思考是消耗能量的）。除了严格的"饮食"需求之外，神经元几乎不保存糖原。这意味着，如果血管功能不正常，富含葡萄糖的血液无法到达大脑，神经元很快就会缺乏能量，进而导致细胞死亡，因为细胞中所有消耗能量的系统都停止了工作。

除了因缺乏营养丰富的血液而死亡之外，神经元还可能被卒中时发生的次级过程所破坏，称为兴奋性毒性（是的，这是科学家发明的另一个复杂的名称……）。兴奋性毒性之所以得名，是因为当卒中或其他脑部疾病发生时，神经元会"兴奋"（激活）至毒性水平。缺乏能源的神经元不仅会死亡，还会失去其内部物质，其中包括神经递质分子。神经递质是促进神经元之间交流的化学物质。在健康的大脑中，神经元会释放这些化学物质与邻近的神经元进行交流。这种化学对话会影响神经元放电的方式；而这些电信号决定它们自己的化学物质的释放，从而与其他神经元进行交流。这种化学对话和电信号处理都是我们思维过程的基础。

在遭受卒中的大脑中，神经元释放了过多的神经递质。附近的神经元可能因为离受损最严重的区域稍远而在血流不足的情况下存活下来，现在则是过度激活。这导致了这些细胞产生许多无用的能量消耗过程，而且这些过程可能也会杀死卒中区域周围的神经元。

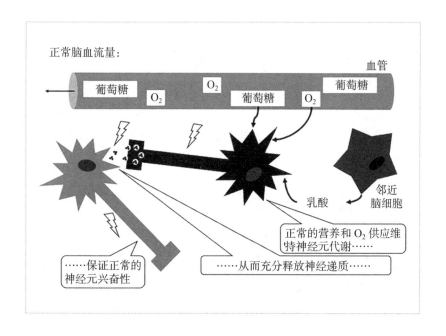

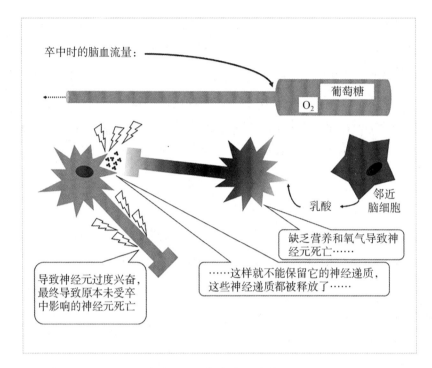

图 10-1 正常脑血流量与卒中时的脑血流量机制对比

注：卒中促进兴奋性毒性的机制。神经元是代谢高度活跃的细胞，消耗大量的葡萄糖、乳酸和氧气以维持线粒体 ATP 的产生。ATP 用于控制促进我们思维过程的电信号和化学信号的释放。卒中时缺乏营养和氧气会导致受影响的神经元死亡，从而无法保留它们在内部产生的预制的化学信号。这些化学物质的不受控制的释放会过度兴奋其他健康的邻近神经元，这些神经元也可能因此而死亡。

　　换句话说，当血液没有进入大脑时，神经元就会死亡：神经元消耗大量能量，但储存的富含能量的分子很少，神经元对能量丰富的分子是有选择性的——只使用葡萄糖和乳酸，而不是氨基酸或脂肪。乳酸是由大脑本身的葡萄糖产生的。然后，雪上加霜的是，低能量水平的神经元会释放出有毒性的神经递质给邻近神经元，杀死那些本来可以在缺血的情况下存活下来的神经元。

　　如何才能避免这种灾难性的情况发生呢？与肥胖的其他后果一样，预防是首当其冲最好的方法。控制食物摄入量和锻炼可以降低动脉阻塞的概率，从而降低卒中的概率。保持正常的体重还会改变大脑的新陈代谢，使神经元对兴奋性毒性具有更强的抵抗力，防止因死亡细胞释放出有毒的神经递质而导致神经元死亡。

　　针对卒中的另一项重要措施是迅速就医。如果是由于血流阻塞而导致卒中（老年人中的大多数卒中都是这一类型），消除这种阻塞并使血液快速返回大脑是避免神经元损伤的最佳方法。这可以通过药物或外科手术来完成。医生在患者恢复期间制订更好的医疗方案，以限制损伤扩大并恢复受损区域。所有这些都需要及时的医疗救护，当疑似发生卒中时应立即就医。

第 11 章

新陈代谢与心脏病

你的大脑并不是唯一一个会因血管堵塞而缺乏氧气和营养的器官。心脏病发作期间，心脏也容易受到缺氧和缺乏营养物质的损害，技术上称为心肌缺血。缺血是指到达身体某个部位的血液量不足。

心脏是一个勤劳的器官，不断地收缩和舒张，使血液进出心腔，然后循环流动，将营养和氧气带到身体的每个角落。所有这些工作都需要心脏肌肉本身的能量，而这种能量来自冠状动脉系统输送到心脏的营养物质。心脏细胞又称心肌细胞，通过不断收缩和舒张，从而促进血液循环。为了使这种运动成为可能，心脏很好地适应了从各类营养物质中产生 ATP 作为能量。它们可以利用碳水化合物、脂肪和酮体来产生能量，只要这些营养物质可以通过血液到达细胞。

而心脏细胞内储存的营养物质非常少。与让我们运动的肝脏或肌肉细胞（骨骼肌）不同，它们没有储存太多甘油三酯或糖原，因此需要稳定的血流来引入这些营养物质。心肌细胞需要稳定的血流的另一个原因是血液能带来氧气，正如我们之前所看到的，氧气是线粒体制造 ATP 所必需的。氧气不能有效地储存在细胞内，必须不断地从我们的肺部通过血液输送到我们体内的所有细胞。

当心脏病发作时，氧气和营养物质，如葡萄糖、脂肪酸或酮类，都无法到达心肌细胞。在这种情况下，心脏可以在短时间内继续工作，在没有氧气的情况下产生少量的 ATP，产生乳酸，就像我们看到发酵所需的液体一样。但这不会持续太久，因为细胞没有获取任何葡萄糖以产生乳酸。不久之后，细胞内就不能产生足够的 ATP，不仅不能继续收缩（就像心肌细胞应该做的那样），甚至不能维持生命。它们开始死亡，使心脏的一部分成为瘢痕组织，无法收缩。为心肌细胞供血的血管阻塞肯定不是什么好消息。

心脏病专家和外科医生知道这一点，由此发明了一些方法来疏通心脏血管，包括溶解血栓的药物，以及采用导管和手术等物理疏通方法。这确保了血液可以返回心脏并拯救因缺乏氧气和营养而即将死亡的细胞。

但重建血流也有不好的一面。它会导致心脏中产生大量所谓的自由基，从而造成损害，进而杀死心肌细胞。因此，人们正在制订许多不同的策略来预防心脏病发作期间重建心脏血流而导致的自由基对心肌的损害。

* * *

自由基是一组臭名昭著的多样化的分子，被认为是导致任何你能想到的疾病的罪魁祸首。但这是真的吗？如果是的话，为什么我们不知道如何阻止这些自由基分子，从而控制所有疾病？

首先要搞清楚自由基是什么。根据定义，自由基是含有不成对电子的特别活泼的原子或原子（分子）基团。所有的原子都是由一个中心部分——原子核加上外围的电子组成的。原子核由质子（带正电荷）和中子（不带电荷）组成。电子在原子核周围运动，它们更小、可移动、带负电荷。通常这些电子成对地在不同的能级上做圆周运动，因为原子核周围同一能级上的两个电子的存在有助于保持原子或分子的稳定。然而，一些被称为自由基的原子和分子在一个能级上具有"孤立的"不成对电子（有时甚至在多个能级上，使它们成为双自由基），这使得这些分子不太稳定，更容易与其他分子发生反应，所以得名自由基。

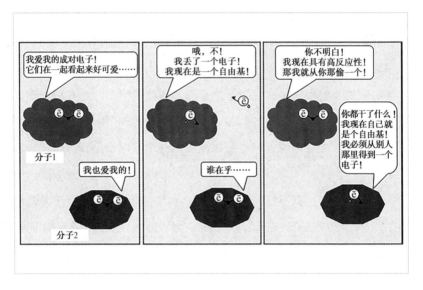

图 11 - 1　自由基

注：大多数稳定的化学物质在其结构中都有成对的电子。从这对电子中失去或增加一个电子使物质具有高反应性，有助于从其他分子中"窃取"电子并填补电子对中的空白。通常的结果是，失去电子的分子本身变成了自由基，开始链式反应。

虽然自由基是活泼的，但它们也是生命中完全正常的一部分。事实上，它们也是生命所必需的。例如，你呼吸的氧气是一种自由基（它实际上是双自由基，有 2 个未配对的电子）。尽管如此，我们都使用这种自由基分子来制造大部分的化学能，没有它我们就无法生存。

氧并不是我们生活中唯一重要的自由基。一氧化氮是在生物体中发现的另一种自由基，具有许多生物学活性。它可以充当神经递质（在脑细胞之间传递信息），防止细菌感染，并且是血管松弛的调节剂，从而控制血压。

血管松弛对于我们生殖的关键步骤也是必要的：阴茎勃起，这并不奇怪，结果证明这是一个依赖于自由基的过程。当阴茎中的血管松弛时，血液就会流入并滞留在那里，导致勃起。促进这一过程的血管松弛是由自由基一氧化氮介导的。实验证明，以伟哥（以及其他）为品牌出售的西地那非通过减少一氧化氮降解发挥其神奇作用。如果没有这种特殊的自由基介导的生物作用，我们就无法繁殖，人类也将不复存在。

自由基不仅对生命活动具有积极作用，而且它们本身就是生命产生的一个非常自然的结果。正如我们之前所看到的，我们大部分以 ATP 形式存在的能量是在线粒体中产生的，通过从营养物质中获取电子并将其转化为氧气。这需要相对稳定的自由基（氧气），并从中产生反应性少得多的非自由基水分子，同时释放产生 ATP 所需的能量。然而，我们线粒体使用的少量氧气并没有经历转化为水的完整过程。要么是由于轻微的代谢缺陷，要么是由于有目的的生产，我们的一些氧被单个电子还原，产生了一种被称为超氧阴离子的自由基。

超氧自由基在我们体内不断产生，具有许多重要功能，包括作为细胞内的信号，激活特定反应。对超氧自由基的一种重要反应是产生针对自由基的防御机制。超氧自由基也是我们抵抗每天试图入侵我们的许多不同生物体的重要组成部分。因此，这些超氧自由基在我们的免疫系统中发挥着核心作用，可消灭我们体内的病原体。超氧自由基确实很重要，尽管这些分子过多并不是一件好事：因为超氧阴离子实际上是相对活泼的自由基分子，大量存在时可以改变我们的蛋白质、脂质甚至 DNA 的结构和功能。

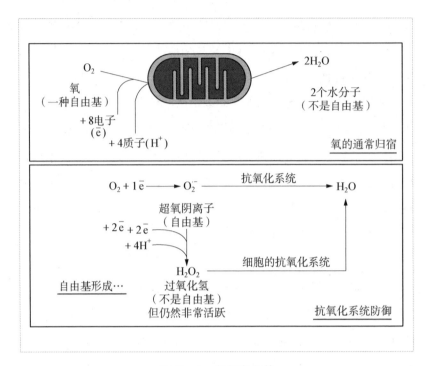

图 11－2　氧与自由基

注：单个氧分子在线粒体内膜中可被合理利用，它与 8 个电子和 4 个质子反应生成水，水非常稳定，不是自由基。无论由于何种原因，如果氧在从线粒体膜释放之前接收到不完整数量的电子，就会形成其他高活性自由基，比如超氧阴离子。

　　由于超氧自由基的产生是生命中正常的一部分，但过多的自由基对我们的分子来说并不健康，因此我们的身体制订了有效的策略以去除多余的自由基。其中包括一种酶，可以将这些自由基转化为过氧化氢（你在药房购买的用于清洁伤口的过氧化氢，一直在你体内生成！）。过氧化氢不是自由基，它仍然是活性分子。过氧化物产生后，一种酶系统可以去除这种过氧化物，它与我们之前看到的戊糖途径相关，可以安全地消除这种反应性分子。对于我们来说，消除的确切方法并不重要，重要的是了解我们在日常生活中拥有很好的能力来处理自由基：我们的细胞中有很好的工具来阻止任何多余的自由基。

　　有趣的是，细胞内清除自由基的能力通常是由自由基自身调节的。这是因为自由基水平的增加激活了清除自由基的系统。结果是，当人体产生过多的自由基时，人体的清除系统就会增强以消除它们。我们再次做好了应对这些活性分子的准备！事实上，我们的正常系统储存的自由基是由它们排出的分子调节的，这在一定程度上解释了为什么服用抗氧化剂（与某些自由基反应并消除某些自由基的分子）对大多数人类疾病无效。通过服用抗氧化剂，你可以去除一些自由基，但也会去除你身体通常产生的自我保护反应，因此，当你通过添加抗氧化剂来改善去除自由基效果的同时，也会减少已经存在的抗氧化剂。

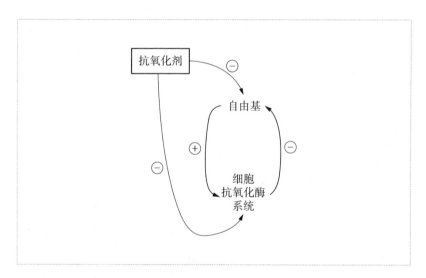

图 11-3　自由基与细胞抗氧化系统之间的关系

注：抗氧化剂是一类可以与自由基发生反应并阻止其连锁反应的化学物质。它们直接或通过特殊的酶系统使用来做到这一点。在这两种情况下，抗氧化剂的可用性和使用它们的酶是由细胞中产生的稳定水平的自由基控制的。

抗氧化剂不是能够消除我们体内所有不同类型自由基的超级分子，它们无法到达我们细胞中存在自由基的所有部位。总之，在大多数疾病中，尤其是在慢性、长期性的疾病中，尽管自由基可能与疾病之间的损害相关，但许多科学研究表明，服用抗氧化剂对疾病并无帮助。

在大多数疾病状态下，抗氧化剂缺乏功效的一个例外是急性情况，其中自由基的产生是突然的，是可以预见的。其中一种情况是血液回流到血管被阻塞的心脏，从而引发心脏病。当血液和血液中所含的氧气回到心脏时，自由基的产生会快速而大量地爆发，其速度比我们的防御系统的反应速度还要快。在这种情况下，抗氧化剂可以提供一定的帮助，并且在心脏病真实发作的情况下使用时，可以防止对心脏组织的进一步损伤。

＊ ＊ ＊

由于自由基在生命进化过程中已经存在了数十亿年，我们不仅让细胞做好了应对自由基的准备，而且还利用自由基的属性达到有用的目的。我们的身体可以利用自由基的信号效应来保护我们免受自由基的侵害，例如，它可以帮助保护我们的心脏免受心脏病发作的损害，这一自然机制被称为心脏的缺血预处理。

正如研究所见，心脏病发作时产生的大部分损害是由于血流恢复时产生的自由基造成的。20 世纪 80 年代，一项动物研究中的意外发现改变了我们对这种疾病的认识。研究人员人为地使实验动物心脏病发作，并试图找到最好的可以避免血流恢复时发生损害的方法。研究人员发现，遭受大规模模拟心脏病发作动物的心脏受到了很大的损害。但如果在这次模拟心脏病发作之前，动物经历了几次短暂的心脏缺血的情况（因时间太短而不会造成实质性损伤），则随后在较长的一段时间内，即使没有血液供应，也只会带来较少的损害。这种心脏保护过程被称为缺血预处理，它是一种自然（内源性）的防御机制，可以抵御心脏病发作造成的部分损伤。[①] 经历过短时间缺氧的心脏在面临心脏病发作时会有更充分的准备，并且受到的损害也会相对较轻。

此后的研究表明，预处理也会发生在人类的心脏上。单次严重心脏病发作的人往往会对组织造成严重损害，而在此之前经历过较小心脏病发作的人（比如那些血管部分堵塞的人）至少在一定程度上可以避免严重的心脏病发作。

更多的研究表明，缺血预处理的作用依赖于短暂缺血时期自由基的产生。如果这些短时间的血流量不足发生在抗氧化剂存在的情况下，对心脏的伤害就会再次加大，这表明预适应已经失去了它的保护作用。换句话说，抗氧化剂在预处理过程中有不良影响。这种影响令人惊讶。因为正如我们之前看到的，抗氧化剂可以在严重的破坏性心脏病发作期间保护身体免受伤害。

这些实验表明，虽然大量自由基会促进缺血性心脏的损伤，但少量自由基（或产生时间较短）却可以让心脏做好应对大规模缺血事件的准备。这证明自由基在预处理条件下是信号分子、保护分子。天，我们知道，小规模心脏病发作时，短期内自由基含量较低，会促进心脏针对这些自由基的防御系统增强，从而保护心脏免受长时间缺血的影响。

这再次解释了为什么服用抗氧化剂并不能解决所有与自由基相关的健康问题。在心脏病发作时，它们可以在急性缺血期间提供保护。然而，如果在流向心脏的血液有所减少并因此导致预处理机制不完善

---

① Murry C E, Jennings R B, Reimer K A. Preconditioning with ischemia: a delay of lethal cell Injury in ischemic myocardium [J]. Circulation, 1986,74(5):1124 - 1136.

的人身上使用，会使未来的心脏病发作更加严重。也就是说，抗氧化剂只是在非常特殊的情况下才被推荐作为补充剂使用。

＊ ＊ ＊

另一种常见的心脏疾病，如老年性心脏肥大或心脏异常肥大。心脏变大的原因有很多，包括高血压（使心脏跳动更难抵抗这种高压）、心脏病发作后（剩余的健康组织必须通过增大心脏来补偿心脏的一部分功能）和心脏瓣膜问题，以及许多其他原因。心肌扩张是对高泵血需求的非正常反应，在某些情况下（如运动时）可能是一种健康的反应，但也可能反应过度并限制心脏功能，因为心肌扩张限制了可以进入心脏的血液量。

导致心脏肥大的心脏异常生长涉及自由基产生的变化。[①]在这里，自由基多扮演"反派"分子。线粒体和心脏细胞内其他来源过量产生的自由基是心脏细胞过度生长（肥大）以及它们无法正常收缩的原因之一。自由基还会诱导心脏中纤维组织的生长，该纤维组织不是由肌肉细胞组成，因此会干扰器官的收缩及其泵血的方式。在实验室环境中，这些自由基的一些不良影响可以通过使用抗氧化剂来减少。然而，在临床试验中，他们大多没有结果。再次强调，这是因为抗氧化剂无法真正清除慢性疾病中细胞不同部位的各种自由基。为了克服这一困难，科学家正在试验新的和更有效的治疗方案。

有趣的是，心肌肥厚还涉及心脏代谢的变化。就其能量选择而言，心食性动物：它几乎可以使用任何分子来产生能量，但更喜欢使用脂肪酸和酮，因此主要从脂肪和衍生分子中获取能量。在肥大状态

---

① Seddon M, Looi Y H, Shah A M. Oxidativestress and redox signalling in cardiac hypertrophy and heart failure [J]. Heart, 2007, 93(8): 903 – 907.

下，心脏的第一个变化是增加碳水化合物（如葡萄糖）的使用。[①] 这种转变的确切原因仍在研究中。这不是改变人类的饮食模式可以影响的，因此改变饮食中脂肪或碳水化合物的含量不会直接改变心脏肥大的发展。

尽管与饮食无关，但科学家可以利用心脏新陈代谢的变化来理解在这种情况下心脏生长失控的原因，并可能通过改变这种代谢变化来阻止这种过度生长。

---

① Tran D H, Wang Z V. Glucose metabolism in cardiac hypertrophy and heart failure [J]. Journal of the American Heart Association, 2019(8)：e012673.

第 12 章

运动中的新陈代谢

虽然心肌在我们的一生中不断收缩和舒张，但与骨骼相关的肌肉（骨骼肌）会根据神经的刺激而收缩和舒张，这也是我们能够移动身体的原因。

骨骼肌收缩和舒张是由于肌动蛋白和肌球蛋白的存在。这些长丝状蛋白质在肌肉收缩和舒张时相互滑动。化学能量以分解 ATP 的形式，使肌动蛋白和肌球蛋白改变形状并滑动。这一直发生在我们体内数十亿的运动蛋白中，因此，骨骼肌的收缩和舒张占据了我们使用化学能量的重要部分。

正如我们之前所见，细胞中 ATP 的使用会降低该分子的水平并激活补充的途径。因此，促进骨骼肌收缩（如运动时）是减少能量储存（即减肥）的有效方法。骨骼肌约占我们体重的 40%，在我们休息时消耗 20%～30% 的 ATP，而在我们运动时可以消耗超过 90% 的能量。

粗略地说，在运动过程中骨骼肌有两种不同的能量使用模式：要么在缺乏足够氧气时用于线粒体 ATP 生产的能量使用（如在短时间和高强度运动中发生的能量使用），要么在有氧气时涉及线粒体 ATP 生产的能量使用（如在更长时间、更持续的运动中）。你可能听说过

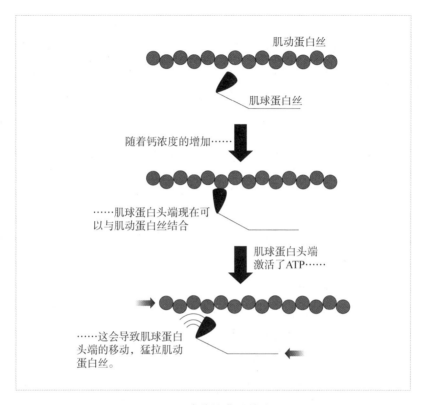

肌动蛋白丝

肌球蛋白丝

随着钙浓度的增加……

……肌球蛋白头端现在可以与肌动蛋白丝结合

肌球蛋白头端激活了ATP……

……这会导致肌球蛋白头端的移动，猛拉肌动蛋白丝。

图 12 - 1　肌肉收缩背后的分子机制

注：肌球蛋白锁定肌动蛋白丝，然后在钙离子存在的情况下猛拉肌动蛋白丝。这种运动由肌球蛋白使用 ATP 提供动力，导致肌肉细胞缩短，从而导致肌肉整体收缩。

科学家用来指代它们的术语：无氧（字面意思是"没有空气"）运动和有氧（字面意思是"有空气"）运动。然而，这些术语可能会产生误导，因为人们倾向于认为肌肉使用能量的方式是相互排斥的，而事实是这两个极端之间的连续性更大。

* * *

在短时间和高强度的运动中，比如 100 米短跑，肌肉通常会明显收缩，导致流向该肌肉的血液受到影响。这意味着肌肉中的细胞没有得到足够的氧气来利用线粒体作为 ATP 的来源。正如我们之前看到的，为了在线粒体中制造 ATP，必须存在氧气以接收来自 NAD 和 FAD 的电子。当存储分子被分解时，它们从存储分子中收集这些电子。因此，氧气是我们细胞中的线粒体在生成 ATP 过程中所必需的关键反应成分。

在这些条件下，仅存在两种其他 ATP 来源——磷酸肌酸途径和糖酵解途径。磷酸肌酸是一种由细胞中的氨基酸合成的小分子，其带有磷酸基团，其能量含量与 ATP 相似。当 ATP 水平降低且 ADP 水平升高时，磷酸肌酸将其磷酸盐提供给 ADP，产生 ATP 和肌酸。该肌酸分子稍后（当对 ATP 的需求较低时）可以从 ATP 接收磷酸基团并再生磷酸肌酸储备。大多数肌肉细胞的磷酸肌酸含量为 ATP 的 3～5 倍。尽管 ATP 数量很大，但由于在肌肉收缩过程中会被迅速消耗掉，磷酸肌酸储存也只能维持肌肉在收缩的前 5～10 秒内工作（但这是非常重要的几秒钟）。之后，其他 ATP 来源必须开始发挥作用。

由于磷酸肌酸的这种作用，肌酸（减去磷酸盐）正成为一种很受欢迎的补剂，据说可以帮助运动员提高运动成绩。实际上，只要我们吃动物蛋白，我们就会在饮食中摄入肌酸（因为动物的肌肉中也有肌酸，就像我们一样），同时我们自己也会合成肌酸。因此，对大多数人来说，补充这种分子可能没什么用。临床研究对肌酸在运动中的作用得出了不同的结果，有些发现没有效果，有些发现对肌肉运动的最初阶段有很小的影响，此时磷酸肌酸是一个重要的能量来源。

在短时间、高强度的运动中，第二种能量来源是糖酵解，也就是我们之前看到的糖酵解途径中葡萄糖的分解。在缺氧的情况下，糖酵解会导致乳酸的生成。尽管在缺氧的环境中糖酵解过程仍然会产生乳酸并生成 ATP，但它比线粒体从葡萄糖到二氧化碳和水的完全代谢中产生的 ATP 要少得多。因此，肌肉中的 ATP 水平会下降，肌肉细胞中 ATP 的减少会激活糖酵解。这使得糖酵解途径更快，以保持足够的 ATP 生产速率。

当糖酵解速率加快时，肌肉细胞需要更多的葡萄糖（或葡萄糖-6-磷酸）作为产生 ATP 和乳酸的前体。细胞一般不储存葡萄糖，骨骼肌细胞也不例外。相反，骨骼肌会储存大量的糖原，也就是我们之前看到的由数千个葡萄糖分子组成的大分子。这是一种更高效、更稳定的储存葡萄糖分子的方式。事实上，肌肉细胞因其数量充足（约占普通人体重的 40%），在餐后从血液中清除葡萄糖并产生糖原方面发挥着非常重要的作用。

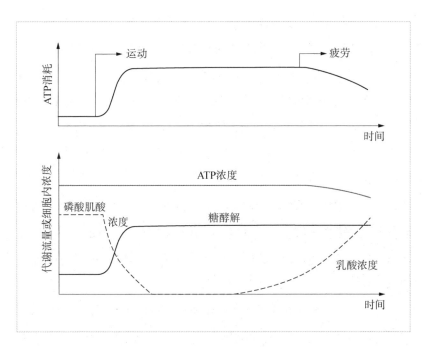

图 12-2　ATP 的生产和消耗

注：磷酸肌酸是一种分子，充当高能磷酸键的细胞储存库，尽管 ATP 消耗增加，但仍能迅速将这种磷酸盐转移到 ADP 并维持 ATP 水平。当磷酸肌酸被耗尽时，糖酵解中葡萄糖不完全氧化为乳酸的增加提供了快速但低效的 ATP 生产。

当进行锻炼肌肉时，除了肾上腺素（我们在压力、运动和其他涉及运动和警觉准备的情况下在血液中释放的一种激素）的作用外，细胞内的两种不同刺激也会使糖原分解。首先是 ATP 和葡萄糖-6-磷酸盐的减少，这会激活降解糖原的途径。第二种是钙。钙是我们体内的重要元素，它对于形成骨组织至关重要，并且还参与细胞和器官内的多种不同功能。调节新陈代谢是钙的众多功能之一。

钙的另一个功能是发出肌肉收缩信号。每当神经向肌肉发送信号表明它们应该收缩时，这种神经元电信号就会增加肌肉细胞内的钙离子水平。钙离子浓度的增加改变了肌动蛋白和肌球蛋白的结构，这两种蛋白质在肌肉中相互滑动，促进肌肉收缩。

但钙的作用并不局限于促进收缩，钙还调节糖原代谢，促进糖原降解为磷酸葡萄糖。总的来说，这意味着每当你向肌肉发送信息，命令它收缩时，使肌肉收缩的同一信使（钙）也会加速 ATP 分子的降解，ATP 是补充肌肉收缩所需能量的必备品。在这个优秀的系统中，钙离子作为信号分子，不仅促进肌肉收缩，也通过消耗并激活再生 ATP 的代谢途径，使肌肉保持高效运动。

因此，当你进行 100 米短跑时，你的肌肉会响应神经的电刺激而收缩，从而增加细胞中的钙离子含量。钙离子浓度的增加会导致肌动蛋白和肌球蛋白的滑动，促进肌肉收缩，增加糖原分解的速率。这使得糖酵解途径能够在缺氧的情况下快速发挥作用，从而产生乳酸和 ATP。

我们的一些肌肉非常擅长这种快速发挥作用的方式。这种肌肉收缩得很快，消耗能量的方式也特别，所以它们里面的线粒体比较少。这是因为没有氧气，线粒体帮不上忙。而且，这些肌肉里储存了很多糖原，用来快速提供能量。由于蛋白质中含有铁和铜，所以使肌肉呈红色。糖原是一种白色分子，往往会使肌肉颜色更白。由于线粒体较

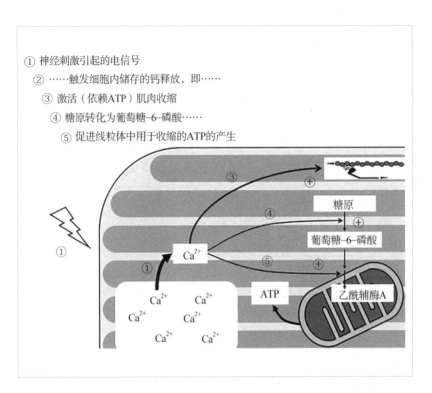

① 神经刺激引起的电信号
② ……触发细胞内储存的钙释放，即……
③ 激活（依赖ATP）肌肉收缩
④ 糖原转化为葡萄糖-6-磷酸……
⑤ 促进线粒体中用于收缩的ATP的产生

图 12-3　肌肉细胞中的钙信号

注：钙不仅对触发肌动蛋白—肌球蛋白相互作用和肌肉收缩很重要，而且对改变代谢以增强 ATP 的产生也很重要。

少和糖原较多，所以专门从事短时、剧烈收缩的肌肉颜色较浅。而由于线粒体丰富，所以促进更长时间、更持续收缩的肌肉呈红色。

快速而高强度的冲刺通常会突然结束，在运动结束后，冲刺的人会花几分钟快速呼吸，直到他们缓过来。这段时间的特点是血液重新流向肌肉。这些血液不仅提供氧气，还允许肌肉在冲刺时产生 ATP。在这段时间内，ATP、磷酸肌酸和糖原的需求旺盛，但同时也会吸收冲刺时肌肉中产生的乳酸。

在肌肉细胞能量需求旺盛的时期，尽管 ATP 产量大幅增加，但仍然无法弥补 ATP 消耗的压倒性增长。消耗的 ATP 转化为 ADP 和磷酸盐，同时还产生质子，使细胞呈酸性（大多数教科书都忘记提及）①。当 ATP 的产生不能满足其需求时，特别是当它无法通过血液输送营养和氧气来为其提供能量时，肌肉细胞就会酸化。与此同时，正如我们之前所展示的，细胞中的糖原储备被用来通过降解为乳酸以生成一些 ATP。结果就是酸和乳酸同时出现，尽管它们不是一起产生的。

乳酸在细胞酸化的同时出现，这是一种防御机制。肌肉细胞的质膜上有一种蛋白质，可以将质子与乳酸一起输送出去，因此乳酸的存在有助于去除细胞中的酸。细胞内酸化是干扰肌球蛋白与肌动蛋白相互作用的因素，也是急性运动引起肌肉疲劳的原因之一。

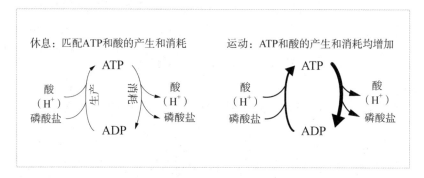

图 12 - 4　运动肌肉中的 ATP - ADP 循环

注：如果 ATP 循环不等于 ATP 转化为 ADP 和磷酸盐，则第二个过程中释放的质子会促进细胞酸化，一部分质子会和乳酸一起通过细胞膜被排出去，从而稀释中和这种酸性。血液中同时出现的乳酸和酸被错误地解释为乳酸的净产生，而事实是足够的乳酸是对抗细胞内酸化和肌肉疲劳的防御手段。

---

① Robergs R A, Ghiasvand F, Parker D. Biochemistry of exercise-induced metabolic acidosis [J]. Am J Physiol Regul Integr Comp Physiol, 2004, 287(3): R502 - R516.

之后，在锻炼时肌肉中产生的乳酸会通过循环到达肝脏。在肝脏中，在肾上腺素的刺激下，两个乳酸分子通过糖异生过程转化为一个葡萄糖分子。制造葡萄糖是一个成本高昂的过程，它会降低肝细胞中的 ATP 水平。这会导致这些细胞中更多的线粒体活动和更多的氧气使用，燃烧更多的脂肪，以在冲刺后为你的身体产生能量。所以即使你的肌肉在 100 米短跑的比赛中不直接使用脂肪，但你在短时间运动后恢复时还是会失去脂质，因为它们会在脂肪组织和肝脏中被分解。线粒体 ATP 生成（消耗氧气）和使用所有这些代谢变化产生的酸正是你在短时间高强度运动后几分钟内需要急速呼吸的原因。

* * *

长时间的运动，即持续而不剧烈的活动，在代谢方面与短时间运动不同，因为流向肌肉的血液足以为线粒体 ATP 合成提供能量，并从全身为肌肉带来能量。在这种情况下，骨骼肌细胞几乎可以利用任何一种营养物质来产生 ATP。

与短时间、高强度的运动一样，较长时间的运动也会涉及从大脑向肾上腺（肾脏上方的组织）发送信号，以将肾上腺素分泌到血液中。肾上腺素是一种激素，可以向我们的身体发出警觉和准备的信号。它对于危险情况的处置非常重要，比如逃离捕食者，以及需要集中注意力和高强度肌肉活动的情况，如狩猎。

因此，肾上腺素会激活许多被称为"逃跑或战斗"反应的过程。这包括增加每分钟的心跳次数，以及调节血压以使肌肉获得更多的血液供应。在代谢方面，肾上腺素也在许多组织中发挥作用，共同促进有利于肌肉运动和大脑营养物质产生的变化。

在肝脏中，肾上腺素刺激糖异生或葡萄糖的产生，从而增加血液中的葡萄糖水平，并为大脑思考和肌肉收缩提供能量。同样在肝脏中，甘油三酯被分解为脂肪酸，为肝脏发挥功能提供能量，同时作为酮的来源。酮是运动过程中肌肉发挥功能的重要营养素，还可以增强运动过程中维持血流所需的心脏收缩。

在脂肪组织中，肾上腺素还刺激甘油三酯使之降解为脂肪酸。这些脂肪酸被肝脏和肌肉用作燃料。在肌肉中，肾上腺素刺激产生ATP的降解途径，包括将糖原分解为葡萄糖-6-磷酸。长时间稳定运动与短时间剧烈运动之间的区别在于，肌肉在较长时间运动过程中产生的葡萄糖-6-磷酸盐不会主要转化为乳酸，而是完全氧化以产生尽可能多的 ATP。因为有氧气存在，所以线粒体可以高效地产生 ATP。在强度较低的运动中，净酸产生量也较低。

由此可见，肾上腺素可以使所有组织做好"战斗或逃跑"的准备，从而使所有组织在其自身的典型功能范围内为运动做好准备。肝脏和脂肪组织将为其他器官提供能量。大脑将获得足够的葡萄糖来发挥功能，心脏和骨骼肌通过一系列不同的"燃料"来产生收缩和松弛肌肉所需的 ATP。在这种形式的运动过程中，身体会消耗许多不同类型的储存分子，将它们分解，并在每次呼吸中以二氧化碳的形式消除碳。结果就是体重减轻了。

* * *

虽然运动的直接效果是减轻体重，但持续的运动可以促进肌肉质量的增加，或者至少可以预防随着年龄的增长而失去肌肉质量。这一点非常重要，因为肌肉质量的下降是体弱与衰老的一个明确的预兆。失去的肌肉越多，一个人的寿命就越短。而且随着年龄的增长，肌肉量减少可导致更多的疾病和无法独立生活。

运动通过促进更多肌肉蛋白的产生来防止肌肉减少和促进肌肉增加（肌动蛋白和肌球蛋白，如我们之前所见）。但我们并不真正了解

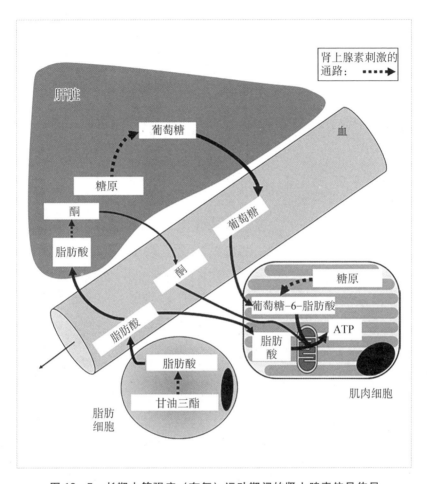

图 12‑5　长期中等强度（有氧）运动期间的肾上腺素信号传导

注：肾上腺素由肾上腺释放，可促进肝脏和脂肪组织的净营养输出，从而维持肌肉活动的增加。

运动促进肌肉蛋白质产量增加的机制（但我们正在研究它）。许多假设和可能的机制正在研究中，包括蛋白质合成和降解的变化、肌肉干细胞的变化以及运动对局部小病变的影响。研究的目的是为了发现导致新的肌肉生长的机制，并学习如何调控这些机制。这些研究可能会发现防止肌肉流失和保证健康与延缓衰老的新方法。但在这些想法得到临床应用之前，你能做的就是通过锻炼来保持肌肉健康。任何形式的运动都对身体健康有帮助，即使是适度的活动也能带来显著的好处。因此，无论采取什么方式保持自己的兴趣爱好，都要多出去走动走动，从而确保自己的身体健康。

第 13 章

癌症与新陈代谢

虽然我们希望在衰老过程中尽可能保留肌肉，但我们当然不希望体内的癌细胞因此而生长。"癌症"一词实际上并不是指一种疾病，而是指 100 多种不同的疾病，它们的共同特征是细胞生长异常，分裂迅速，有时会形成肿块（肿瘤），能够侵入组织和器官，并在全身扩散。

癌症不是一种单一的疾病，它没有单一的病因。然而，癌症是由遗传、环境和生活方式等因素导致细胞发生基因突变引起的。这意味着促进细胞突变的生活方式会增加罹患多种不同类型癌症的概率。肥胖就是这样一种情况（由遗传和环境因素共同促成）。美国癌症协会关于预防癌症的指导方针[①]与美国心脏协会和美国糖尿病协会关于预防代谢疾病和促进整体公共健康的指导方针是一致的。这些措施包括通过适度饮食和锻炼以及戒烟来保持健康的体重。

吸烟对癌症的影响非常简单：烟草中含有许多可促进细胞基因突

---

① Kushi L H, Doyle C, McCullough M, et al. American Cancer Society 2010 Nutrition and Physical Activity Guidelines Advisory Committee. American Cancer Society Guidelines on nutrition and physical activity for cancer prevention: reducing the risk of cancer with healthy food choices and physical activity [J]. CA CancerJ Clin, 2012 62(1):30 - 67.

变的不同成分（包括产生更多人体不需要的自由基）。而肥胖和癌症的关系更为复杂，还涉及炎症的变化、自由基形成的改变以及我们身体中伴随肥胖而产生诱发癌症的突变的许多其他改变。肥胖与癌症之间的许多联系仍在研究中，但尚未完全被了解。

有趣的是，癌细胞本身不是同质的。在肿瘤内，具有不同突变基因的不同细胞彼此共存。在这种环境中，一项进化研究正在进行中，其中最适合生存的癌细胞将是那些快速繁殖和茁壮成长的癌细胞（尽管对拥有这些细胞的生命来说，癌细胞会以一种不希望的"茁壮成长"的方式生长）。癌细胞的生存需要更茁壮地生长，这当然涉及新陈代谢，细胞只有在能够使用更多的能量来制造组成它们的蛋白质和脂质的情况下才能生长，而肿瘤细胞内发生的许多代谢适应可以决定它们能否存活。这些变化通常涉及蛋白质和氨基酸代谢的变化，这是细胞生长所必需的。所有这些变化对每种癌症都是非常具体的（有超过 100 种!），所以我们不会在这里一一列举。

癌细胞中有一种更普遍、更常被观察到的代谢变化，因此值得注意：从产生 ATP 线粒体的呼吸代谢转变为产生乳酸的葡萄糖发酵。这种新陈代谢的变化被称为瓦尔堡效应，因为它是 1931 年诺贝尔奖得主奥托·瓦尔堡（Otto Warburg）描述的。将葡萄糖发酵成乳酸似乎对肿瘤细胞不利，它产生的能量要少得多。然而，许多癌细胞扩散迅速，形成的肿块不能被血管充分氧合，这些肿块的生长速度因此不如肿瘤快。其结果是，其中的细胞必须在无氧或极低氧的条件下工作。因此，尽管每个葡萄糖分子产生的能量总体较低，但具有有利于发酵和过度氧化燃料的突变的细胞却有优势。2019 年，诺贝尔生理学或医学奖得主威廉·凯林、林雷格·塞门扎、彼得·拉特克利夫描述它们通过激活感知低氧的途径来做到这一点。实际上，在这些细胞中大量的葡萄糖补充了由发酵产生的较低能量。

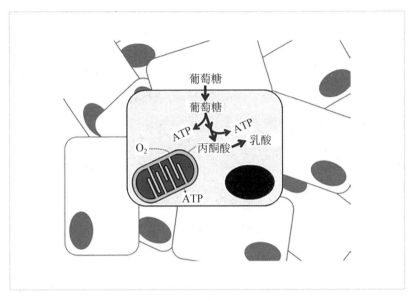

图 13-1　瓦尔堡效应与癌细胞代谢

注：这种变化使癌细胞能够在缺乏足够氧气的情况下茁壮成长，以维持 ATP
的产生。癌细胞以一种不受控制的方式复制，这种方式通常不能被血管的氧
气输送所维持。只有经历从线粒体到糖酵解 ATP 生产转换的细胞才能在这样
的环境中生存。这种代谢变化被称为瓦尔堡效应。

　　虽然这种让癌细胞茁壮成长的新陈代谢适应肯定不是我们所希望
的，但科学家们已经利用这种特性来寻找我们体内的癌细胞。由于在
缺氧情况下产生能量的肿瘤细胞通常使用葡萄糖作为能量来源，且需
要使用大量的葡萄糖（因为分子获得的能量很低），通过葡萄糖可以
很快地找到这些细胞。目前，临床检查发现癌细胞在身体周围扩散
（转移细胞），包括将梯度活性葡萄糖（低、无危险的水平）注射到人
的静脉中，并通过追踪体内放射性聚集的地方来寻找葡萄糖被分解的
地方。这些地方要么是像大脑这样需要大量葡萄糖的组织，要么是肿
瘤组织。一旦定位，肿块可以采用适合癌症类型和位置的治疗方案进
行治疗。在这种情况下，代谢特性在诊断中是有用的，在预防或治疗

疾病方面也是有用的。

＊ ＊ ＊

不同的癌症彼此之间有很大的不同，因此癌细胞本身的代谢只在少数方面有相似性。此外，癌症作为一个整体对身体有很多影响，这在许多类型的癌症中都是相似的。

由于癌症是由快速生长的细胞和组织组成，因此会破坏能量平衡。许多原本被健康组织吸收的营养物质却被癌细胞囤积起来，健康组织因此可能会缺乏必需的营养物质。此外，许多癌症会诱导激素的释放，从而促进脂肪细胞中的脂质和肌肉中的蛋白质的降解。由此，癌细胞获得了优势，因为这为它们提供了更多的营养分子来构建细胞。因此，能促进这些激素释放的癌细胞就有更多的机会快速生长。

癌症患者体内释放的一种激素被称为肿瘤坏死因子-α，之所以如此命名，是因为它是在肿瘤存在的情况下首次被描述的，尽管事实上这种激素也存在于健康人的体内。肿瘤坏死因子-α具有多种作用，其中之一是促进肌肉中蛋白质的分解并释放氨基酸。这些氨基酸随后可能被肿瘤细胞用来产生自己的蛋白质并不断生长，从而为癌细胞提供生长优势。同时，人的肌肉量会减少，这一过程被称为恶病质，通常伴随着癌症的进展。

恶病质并不是一个好消息——它既可以通过提供氨基酸来帮助癌细胞生长，又可以减少人体内的肌肉量。当今的治疗方法既可以减缓肿瘤生长，又可以预防或逆转与癌症相关的恶病质。这些治疗方法多种多样，包括手术干预、使用减缓癌细胞生长或阻止肌肉消耗激素影响的药物。此外，适当增加营养以及加强锻炼都有助于避免恶病质。

第 14 章

我们只是星尘

我们现在已经了解了新陈代谢如何在我们的身体健康和一些常见疾病中发挥作用的基础知识。这些发生在人体内的过程是我们星球上发生的新陈代谢中的一个令人着迷的部分。

为了使身体保持工作状态，一般人每天会摄入近 3 kg 的食物和饮品，累计每年大约要摄入 1 吨。如果其中大约一半是饮品，那么我们所有人每年平均要吃大约 500 kg 的食物。鉴于我们每个人一年的体重都不会增加这么多，因此这是一个相当惊人的数字。新陈代谢实际上非常精确地维持着我们的身体——体重增加或减少只占我们整体代谢活动的很小一部分。相反，大多数代谢活动的重点是维持重建分子的基本功能，并通过营养物质的受控代谢提供能量。

我们每年吃的 500 kg 食物几乎都是植物性产品，或者是从以植物为食的动物中提取出来的。这意味着我们的生存依赖于地球上的植物。植物是一种神奇的生物，能够利用阳光和空气中的二氧化碳来构建自己的分子。它们利用叶绿体中的光合作用过程和一种被称为卡尔文循环的复杂的二氧化碳固定过程来做到这一点。

叶绿体的作用与线粒体类似，为植物产生 ATP，并通过膜上的电梯度作为这种过程的能量来源。植物不是利用吸收营养中的能量来为它们供能。这些植物"电池"是通过太阳能的驱动，在膜上形成正负极。太阳能可以改变植物叶绿素分子中所含的能量，从而实现这一过程。因此，来自太阳的能量为植物体内的 ATP 合成提供燃料，而来自太阳的能量也为叶绿体中的反应提供燃料。这对动物来说是必不可少的，即分解水，从细胞中去除电子，产生氧气，我们需要吸入氧气，这样我们的线粒体才能工作。

植物只有有了太阳能产生的 ATP，才能实现将水分解，电子被移除，植物才可以利用空气中的二氧化碳产生糖和淀粉。二氧化碳中的碳原子被添加到更小的分子中，使它们变大，并启动最终导致植物中产生大量碳水化合物的过程，我们经常吃的淀粉分子就是其中一例。催化从空气中生产碳水化合物的酶叫作核酮糖 - 1，5 - 双磷酸羧化酶，它是地球上含量最丰富的酶。如果没有它，我们所知道的所有生命就不可能存在。

但植物也需要蛋白质，包括允许它们进行代谢过程的酶，就像我们刚才看到的那样。蛋白质需要氮原子，而空气中恰好也有大量的氮原子。然而，植物无法从空气中获取氮气来制造蛋白质。为此，他们需要微生物的帮助。植物生长的土壤中含有细菌和相关微生物，它们能够将氮气转化为氨和其他含氮的化合物。然后，植物利用这种形式的氮来产生蛋白质，当我们吃这些植物或吃掉以这些植物为生的动物时，这些蛋白质就会融入像我们这样的动物体内。如果没有固氮微生物，我们也无法生存。这些微小的生物体为我们非常努力地工作：固氮是一个复杂的代谢过程，需要它们产生大量的 ATP 或化学能。

我们依靠大气中的氮和二氧化碳气体，以及土壤中的微生物产生氨和水，这样植物才能生产人类所需的食物和氧气。因为地球引力，氮、二氧化碳和水被困在大气层和地球表面，引力吸引并困住了二氧

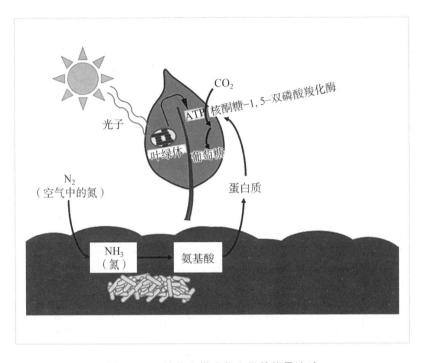

图 14 - 1 植物和微生物之间的能量流动

注：植物从太阳中获取用于构建其分子的能量。一个重要的因素是与碳基分子相连的氮原子的可用性。微生物可以吸收空气中的氮分子并将其结合，从而形成沉积物。

化碳和氮气等大分子（它们比氢气重得多，在太空中几乎无处不在）。

像碳、氮和氧原子这样的原子是由发生在太空深处不同种类恒星内的原子聚变反应产生的。这些聚变反应从氢原子开始。当恒星死亡时，由于氢被耗尽，产生的较大原子被释放。产生构成我们身体的大原子的大质量恒星以超新星的形式死亡，释放能量和这些原子。然后，这些原子将被行星的引力吸引。如果原子偶然被地球吸引，则可以通过我们刚才看到的过程融入生物体中。

确切地说，我们都是由星尘组成的。我们是由很久以前在遥远的地方死去的恒星中的原子形成的。我们是由被地球引力吸收的原子组成的，这些原子与今天的微观和宏观生命结合在一起。但我们远不止是由星尘原子组成的分子混合物。我们是一个复杂的、动态的、不断变化的分子集合体。我们是由一组分子组成的，这些分子分解后又由一组不同的原子不断地重建。我们是分子的集合，这些分子被降解并以更小的分子释放到空气或土壤中。我们是化学能和电能的持续流动，保持着所有这些转变的流动。从地球上的生命开始直到几秒钟前，我们都是由原子组成的。生命就是物质的不断交换和转化的过程，我们把这个过程称为"新陈代谢"。

阿片黑素促皮质激素原（POMC） 是一种控制大脑饥饿感的蛋白质。

阿斯巴甜 是由两种氨基酸（天冬氨酸和苯丙氨酸）连接在一起组成的甜味剂。

氨基酸 是构成蛋白质的基本成分。

饱和脂肪酸 是指分子结构中不含不饱和双键的脂肪酸。

苯丙氨酸 存在于大多数动物蛋白质中的一种氨基酸。

苯丙酮尿症（PKU） 一种缺乏分解苯丙氨酸所需酶的疾病。

不饱和脂肪酸 碳原子之间具有一个或多个双键的脂肪酸。

超氧阴离子 是线粒体产生的自由基，具有多种作用。

催化 加速化学反应。

代谢调节过程 可调节特定代谢途径的速度和能力，控制其输入和输出。

代谢调节剂 能够调节特定代谢过程的分子。

胆固醇 参与动物细胞膜形成的脂分子。

低密度脂蛋白（LDL） 俗称"坏胆固醇"，是血液中的一种脂质，当它在血液中的含量升高时，表明身体有过量的胆固醇。

淀粉酶 把碳水化合物分解成小分子糖类的一类酶。

淀粉 植物产生的作为能量储存分子的大分子碳水化合物，是大米、土豆和面包等主食的主要成分。

多细胞生物 具有许多细胞的生物。

恶病质 常表现为肌肉质量的损失。

二磷酸腺苷（ADP） 是 ATP 分子在释放能量的同时失去了一个磷酸基团后的产物。

二氧化碳（CO_2） 一种我们通过呼吸排出的气体，由较大的生物分子分解产生。

反式脂肪酸 在反式构型的碳之间具有双键的脂质，在生物体中很少产生，通常通过油氢化等工业过程产生。

甘油三酯 是我们储存的主要脂肪分子，由与甘油分子连接的 3 个长碳链形成。

高密度脂蛋白（HDL） 俗称"好胆固醇"；血液中脂质的一种形式，当其含量较高时，表明体内没有过量的胆固醇。

黑质 是帕金森病中细胞被破坏的大脑部分。

呼吸商 是衡量食物中有多少能量被转化为有用能量的代谢指标。

还原 分子获得电子的化学过程。

黄素腺嘌呤二核苷酸（FAD） 是一种在许多代谢过程中拾取并传递电子的分子。

激酶 转移磷酸键的酶。

激素 是身体某一部位产生的化学信使，通常在血液中循环，能特异地引起强烈激动效应。

几丁质 一种不可消化的碳水化合物，构成昆虫和甲壳类动物的外骨骼。

加氧酶 是一种酶，它在植物体内能够催化二氧化碳产生碳水化合物。

胶原蛋白 一种蛋白质，可维持我们皮肤和关节的结构。

解偶联蛋白 线粒体中的一种蛋白质，它允许食物中的部分能量转化为热量而不是 ATP，从而减少 ATP 的产生。

卡尔文循环 是植物中存在的一种代谢途径，可将空气中的二氧化碳结合到碳水化合物分子中。

抗氧化剂 与自由基反应并清除自由基的分子。

克雷布斯循环、柠檬酸循环或三羧酸循环 是一种循环代谢途径，是分解碳水化合物、脂质和蛋白质的终点。

磷酸肌酸 是一种由氨基酸合成的小分子，带有磷酸基团，其能量含量与 ATP 相似。

磷脂 一种脂质，是生物膜的主要成分之一。

酶 具有 3D 结构的复杂分子，可在分子内部创造促进（催化）化学反应的环境。

门静脉 可将血液从肠道输送到肝脏的静脉。

尿素循环 肝脏中的一种代谢途径，从氨基酸中去除氮，产生尿素，从尿液中排出。

葡萄糖-6-磷酸 一种葡萄糖分子，其中加入了一个磷酸基团。

葡萄糖 一种六碳碳水化合物，是许多较大碳水化合物（如糖原和淀粉）的组成部分。

缺血预调节 是一种自然机制，可以帮助保护心脏免受由于心脏病发作导致的损害。

缺血 组织缺乏足够的血流。

乳糜微粒 是一种可将食物中的脂肪运送至全身的物质。

乳糖酶 一种分解乳糖的酶，乳糖不耐症患者通常缺乏这种酶。

乳糖 一种存在于牛奶中的糖，由葡萄糖和半乳糖组成。

三磷酸腺苷（ATP） 主要的能量来源分子；细胞的能量货币。

神经递质 促进脑细胞之间交流的化学物质。

肾上腺素 是一种在你感到压力或运动时由肾上腺分泌的激素。

肾上腺 位于肾脏上方，可产生和分泌肾上腺素。

生物膜 细胞两个水基部分之间的屏障，由双层磷脂组成。

瘦素 是一种在我们的脂肪组织中产生并可以调节饥饿感的激素。

肽 短链氨基酸。

碳水化合物 大多数碳原子与水分子反应后生成的生物大分子。

糖酵解途径（糖酵解） 生物体进行葡萄糖分解代谢所必须经过的共同阶段。

糖 是较小分子的碳水化合物，通常具有甜的味道。

糖异生 从非碳水化合物分子产生葡萄糖的代谢途径。

糖原 是动物产生的一种大分子碳水化合物，作为能量储存分子，大量存在于肝脏和肌肉中。

体重指数（BMI） 体重（kg）除以身高（m）平方得出的数值，单位为 kg/m^2，用于评估体重与身高的关系。

酮 通过连接两个乙酰共聚物而产生的分子，并作为能量来源输出到其他器官。

酮症酸中毒 酮体产生过多导致的疾病。

瓦尔堡效应 癌细胞中常见的从氧化代谢向发酵代谢转变的一种效应。

维生素 我们身体必需的分子，但我们的身体无法自行合成。

味精（MSG） 一种烹饪添加剂，可以使食物味道变得鲜美，因为我们的舌头可以感知谷氨酸。

纹状体 是大脑中参与运动控制的部分。

无氧 没有空气存在时。

戊糖途径 具有多种功能的代谢途径，可以生成具有不同碳原子数的糖，包括五碳糖（戊糖）。

下丘脑 是大脑的一个区域，负责调节睡眠、口渴和饥饿等功能。

纤维素 是由葡萄糖组成的大分子多糖，是植物细胞壁的主要成分，但人类无法将之消化。

线粒体 细胞器或细胞的一部分，其中发生许多代谢过程，负责产生大部分 ATP。

心脏肥大 心脏异常增大。

心脏缺血 心脏病发作的主要原因。

兴奋性毒性 神经传递分子过多导致神经元死亡的过程。

烟酰胺腺嘌呤二核苷酸（NAD） 是一种在许多代谢过程中拾取并传递电子的分子。

氧化磷酸化 是一种代谢过程，其中电子传递到氧原子，生成水。

氧化 是分子失去电子的化学过程。

一氧化氮（NO） 一种小分子物质，起着信使分子的作用，参与许多生物过程，包括阴茎的勃起。

胰岛素 是胰腺产生的一种激素，具有控制血糖水平等功能。

胰高血糖素 胰腺分泌的一种激素，可调节血糖水平，并具有其他作用。

胰腺 是我们腹部内的一扁平器官，能产生胰岛素和胰高血糖素以及消化酶。

乙醛 是乙醇（酒精）代谢的产物，会让你进入醉酒状态。

乙酰辅酶 A 是细胞分解碳水化合物、脂质或蛋白质时产生的一种分子，它可以产生能量或作为产生脂肪的前体。

有氧 有空气存在时。

鱼藤酮毒素 抑制线粒体内 NAD 电子移除的一种毒素。

蔗糖 食糖的主要成分，是二糖的一种。

脂蛋白 血液中含有脂质和转运脂质（包括胆固醇）的蛋白质的结构。

脂肪组织 是我们身体的一部分，专门生产和储存脂肪。

脂质 也称脂肪，一组不溶于水的生物分子，可以储存能量，在细胞（膜）之间起到分隔作用。

直链脂肪酸 末端有羧基的碳原子直链；是大多数脂质的成分。

肿瘤坏死因子 α 是一种可促进肌肉中蛋白质分解和氨基酸释放的激素。

自由基 具有不成对电子的原子、分子或离子，具有很强的反应性。

ATP 合酶 是在线粒体中产生大部分 ATP 的酶。

β 氧化 将脂肪酸分解为乙酰辅酶 A 分子的代谢途径。

ω-脂肪酸 一种双键的脂肪酸。

1-甲基-4-苯基-1，2，3，6-四氢吡啶（MPTP） 是阿片类药物合成的副产物，可引起帕金森病。

1-甲基-4-苯基-4-哌啶丙酸酯（MPPP） 一种合成的阿片类镇痛药。

2，4 二硝基苯酚 是一种分子，在 20 世纪 30 年代被提议作为减肥治疗药物，随后因记录到其在使用中可引起许多并发症而被 FDA 禁止。

3-硝基丙酸 是线粒体中 FAD 相关反应的化学抑制剂。

索　引

在翻译《食物的归途——新陈代谢如何为生命"加油"》这部书的过程中，我深刻体会到健康、语言和文化之间复杂而密切的关系。这部作品深入探讨了新陈代谢的错综复杂性及其对健康的深远影响。通过本书，我们不仅能更深入地了解新陈代谢的复杂性和重要性，还认识到它深刻地影响了我们对生命与健康的理解。这些微妙的化学过程和能量交换构成了我们作为宇宙中一部分的奇妙体验。这部作品不仅仅介绍了食物在人体内消化与吸收及物质与能量之间相互转化的过程，更有对人类在大健康管理上的深刻思考。

在翻译的过程中，我努力捕捉英文标题中的隐喻和反思，确保中文标题能够传达类似的象征意义。这部书涉及如碳水化合物代谢，脂质、蛋白质、酒精的代谢，以及新陈代谢与肥胖、糖尿病、大脑功能、心脏健康和癌症关系等一系列主题。

我也坚信，不同的语言和文化背景需要精确的语言选择和文化适配，以确保读者能够准确理解作者的意图和信息。考虑到食物在新陈代谢中所发挥的重要作用，我们在翻译时进行了深入推敲，以梳理清楚新陈代谢与健康，病因、诱因与疾病之间的复杂关系。

为避免直译的陷阱，我在翻译时选择了更具象征性或符合中文表达习惯的词汇，以更好地传达作者的思想。最终，我确保翻译的这部书能够在不同的健康文化和语言背景读者中引发他们的兴趣，从而能够与原著的深层次思想相契合。

在翻译合作过程中，上海交通大学戴融融老师作为副主译，提供了宝贵的专业建议。她的丰富知识和敏锐洞察力使整个翻译过程更加顺利、高效。

于我而言，翻译这样一部科普书籍不仅仅是简单的语言转换，更具有传递健康文化的价值与意义。无论是身体健康、心理平衡还是科学进步所带来的社会福祉，都是大众所普遍关心的话题。希望这部译作能够引发跨界共鸣，激发人们对大健康和社会各项事业的关注与探索。

阮俊斌

上海健康医学院

2024 年 7 月 20 日